胎心监护图谱及分析

U0284390

主　编　赵扬玉

副主编　王　妍　陈　练

编　者（按姓名汉语拼音排序）

　　　　陈　练（北京大学第三医院）

　　　　贾红梅（北京市海淀区妇幼保健院）

　　　　江元慧（北京大学第三医院）

　　　　李淑芳（北京大学第三医院）

　　　　刘春雨（北京大学第三医院）

　　　　王　妍（北京大学第三医院）

　　　　王伽略（北京大学第三医院）

　　　　王永清（北京大学第三医院）

　　　　魏　瑗（北京大学第三医院）

　　　　杨　静（北京大学第三医院）

　　　　原鹏波（北京大学第三医院）

　　　　张　龑（北京大学第三医院）

　　　　赵扬玉（北京大学第三医院）

北京大学医学出版社

TAIXIN JIANHU TUPU JI FENXI

图书在版编目（CIP）数据

胎心监护图谱及分析 / 赵扬玉主编 . 一北

京：北京大学医学出版社，2017.11（2020.7 重印）

ISBN 978-7-5659-1659-5

Ⅰ．①胎⋯ Ⅱ．①赵⋯ Ⅲ．①胎前诊断 - 图解 Ⅳ．

① R714.5-64

中国版本图书馆 CIP 数据核字（2017）第 203559 号

胎心监护图谱及分析

主　　编：赵扬玉

出版发行：北京大学医学出版社

地　　址：（100083）北京市海淀区学院路 38 号　北京大学医学部院内

电　　话：发行部 010-82802230；图书邮购 010-82802495

网　　址：http：//www.pumpress.com.cn

E - m a i l：booksale@bjmu.edu.cn

印　　刷：中煤（北京）印务有限公司

经　　销：新华书店

责任编辑：靳新强　法振鹏　　**责任校对**：金彤文　　**责任印制**：李　啸

开　　本：850mm×1168mm　1/16　　印张：6.75　　字数：212 千字

版　　次：2017 年 11 月第 1 版　2020 年 7 月第 2 次印刷

书　　号：ISBN 978-7-5659-1659-5

定　　价：88.00 元

版权所有，违者必究

（凡属质量问题请与本社发行部联系退换）

本书由

北京大学医学科学出版基金

资助出版

前　　言

胎心监护自 20 世纪六十年代应用于临床以来，一直备受争议。临床医生依赖它对胎儿宫内状况做出判断，但又在长期广泛的使用过程中发现其敏感性高，特异性差等缺点，一度认为胎心监护的使用提高了阴道助产率及剖宫产率。但目前没有任何有力的证据证明临床过程中可以放弃对胎心监护的使用。胎心监护图形的多样性，导致对图形结果判断存在主观性，即使目前国际国内统一了胎心监护的读图标准，制定了三级分类系统，但由于 Ⅱ 类图形出现率高，临床处理需要反复评估，仍有很多图形复杂多样，不能用单一标准解读。故我们编写了一本以胎心监护图形为主题的图谱，希望通过不同临床病例胎心监护图形的呈现，让大家更直观地认识胎心监护图形，对临床处理有所启发。

本书收集了 2000 年至今编者在临床工作中遇到的部分典型的胎心监护图形，并附有完整的与图形相关的病历介绍，共计 30 个临床案例，涉及产前高危妊娠以及产时的产程监测。部分案例附有超声图形，便于大家通过更详尽的临床资料获得对胎心监护图形的认识。本书的编写时间较长，案例时间跨度大，其囊括的临床病例也多样化，不仅包括了典型的胎儿酸中毒的病例，由于编者所在医院接收复杂双胎妊娠的病例较多，病例中也包括了复杂双胎的胎心监护图形，供读者学习。

本书对胎心监护图形特征的描述及分类按中华医学会围产医学分会 2015 年制定的《电子胎心监护应用专家共识》进行，胎心监护图纸走纸速度为 1cm/min，特殊说明除外。

此图谱旨在通过直观的图形和临床资料相结合，以便于或使读者加深对胎心监护图形的临床认识，并在临床实践中对获得的经验教训加以应用，适用于有一定临床经验的产科医生。

在本书的编写过程中，北京大学第三医院的各位产科同仁给予了极大的支持。本书的出版得到首都卫生发展科研专项项目（产时"不确定型"胎心监护识别系统的应用及推广，编号：首发 2014-3-4095）及"生殖健康及重大出生缺陷防控研究"重点专项（项目编号 2016YFC1000400）的资助。以上特此感谢！

目　　录

U0284461

第一章 产前胎心监护图形

产前胎心监护临床上多应用于高危妊娠的监测，包括母体因素，如妊娠期高血压疾病、妊娠合并糖尿病、母体免疫性疾病、有胎死宫内等不良孕产史等；胎儿因素，如双胎妊娠、胎儿生长受限、羊水偏少、胎动减少、脐血流异常等。可从妊娠 28 周开始，具体的应用开始时间和频率根据孕妇的病情个体化处理。本章将从母体和胎儿两方面将收集的胎心监护图形与大家分享。

病例 1（胎动减少，OCT 阳性）

病历简介：26 岁，初产妇，孕期规律产检，无妊娠合并症及并发症，现孕 39 周 5 天，自觉胎动减少 1 天，胎心监护异常入院。孕 38 周 B 超提示 AFI 13.17cm，S/D 1.9。孕 39 周 3 天产检时胎心监护反应型。

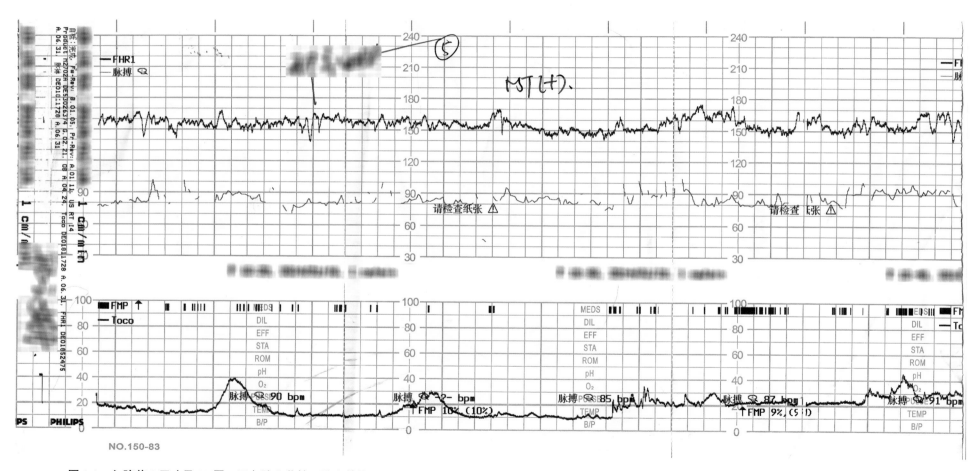

图 1-1 入院前 2 天（孕 39 周 3 天）胎心监护：胎心基线 150 ~ 160bpm，中度变异，加速幅度 15 ~ 25bpm，持续 > 15s。宫缩曲线可见两次宫缩，间隔 6min。

病历简介：入院日因胎动少行胎心监护，NST 无反应型，可见一次胎心减速。

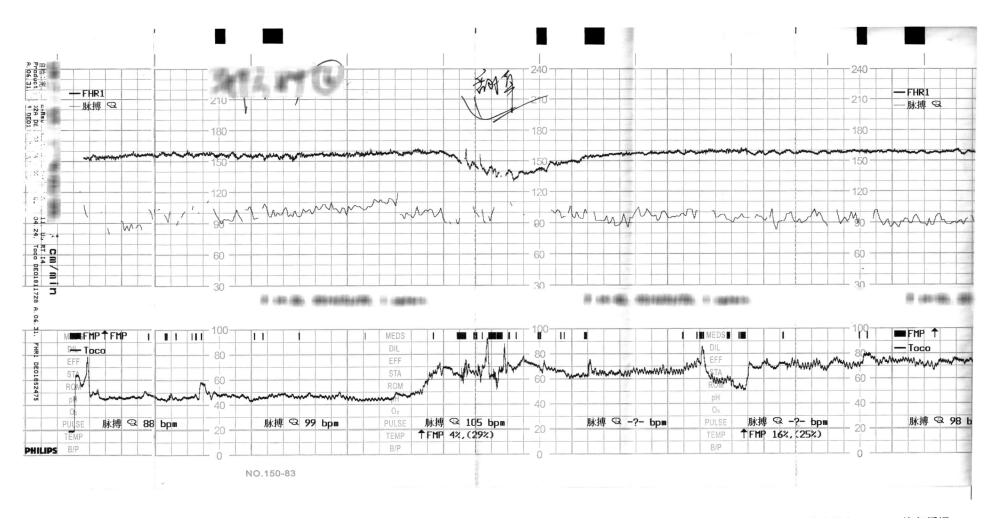

图 1-2　入院后 NST：胎心基线 150 ~ 160bpm，轻度变异，无加速反应，可见一次胎心减速，于宫缩顶峰出现，两分半钟减速至最低点 130bpm，减速幅度 20bpm，恢复缓慢。

病历简介：因胎动减少，NST 可疑，决定行 OCT 试验。

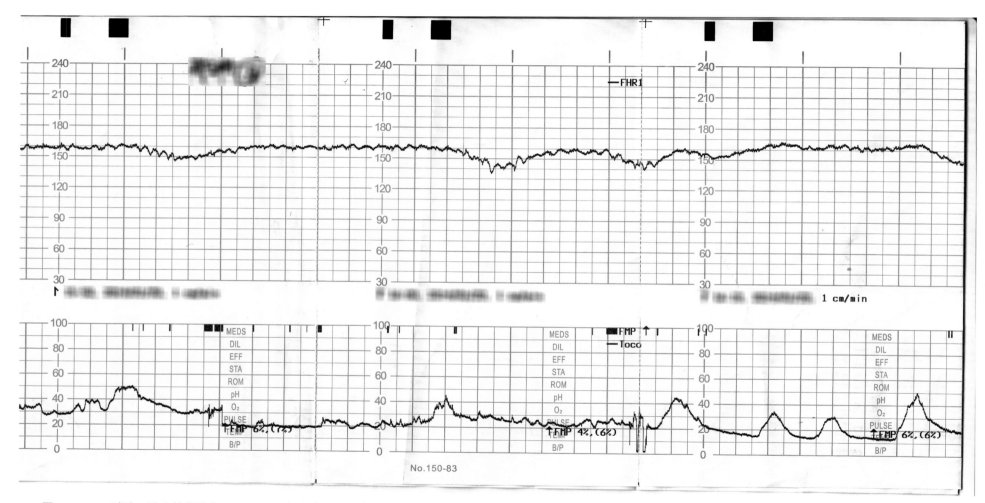

图 1-3　OCT 试验：胎心基线增高至 160bpm，轻度变异，尚未出现有效宫缩，宫缩之后伴有胎心减速，减速幅度 10 ~ 20bpm，恢复缓慢，前两次胎心减速可疑为晚期减速。

病历简介：OCT 试验阳性，剖宫产终止妊娠。术中见羊水少，量为 50ml，Ⅲ度污染，胎儿窘迫，脐带绕颈两周（紧），新生儿评分 1min4 分，气管插管正压通气，5min9 分，10min9 分。新生儿转 NICU。

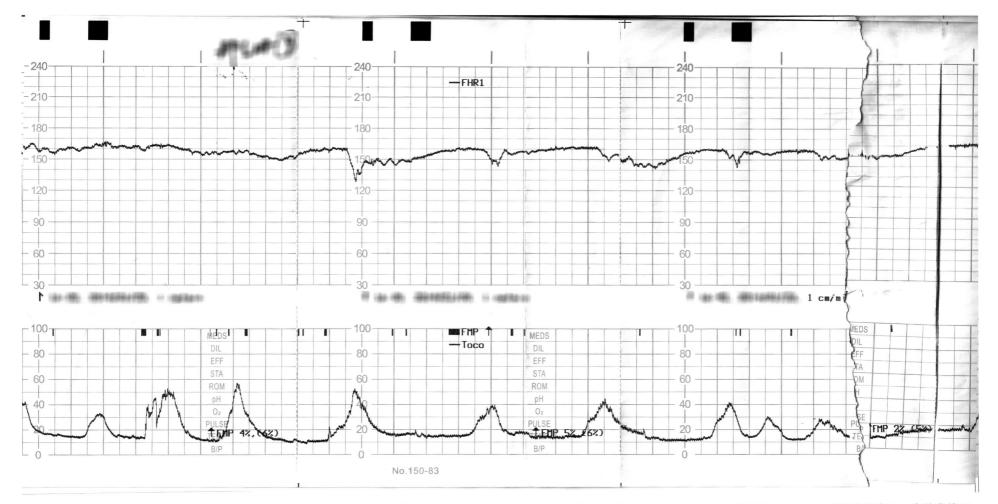

图 1-4　OCT 试验：胎心基线为 160bpm，变异轻度接近消失，可见反复性胎心减速（50% 以上宫缩对应减速），减速幅度 10 ～ 30bpm，最低至 130bpm。对应宫缩出现，宫缩曲线可见宫缩间隔 1.5 ～ 4.5min。该图形为 Ⅲ 类图形。

病历总结：本例提示胎心基线细变异减少至消失是胎儿宫内缺氧的一个重要指标，而晚期减速并非为大幅度减速，其多缓慢下降及恢复，在宫缩之后出现。晚期减速伴随细变异减少或缺乏是胎儿窘迫的明确指标，宜尽快剖宫产终止妊娠。

病例 2（胎动减少，脐带缠绕）

病历简介：29 岁，初产妇，孕期规律产检，诊断为妊娠期糖尿病，饮食控制，血糖正常。现孕 32 周 5 天，主诉胎动减少一天就诊，遂行 NST 了解胎儿宫内储备情况。

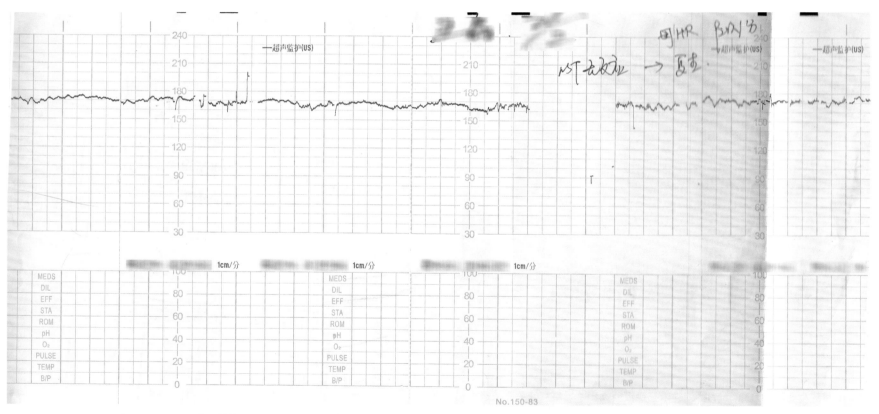

图 2-1　NST：胎心基线 160 ~ 170bpm，变异 5 ~ 10bpm，持续 30min 的胎心监护中，约 2/3 基线轻度变异，无胎心加速。

病历简介：持续 NST，排除假阳性。

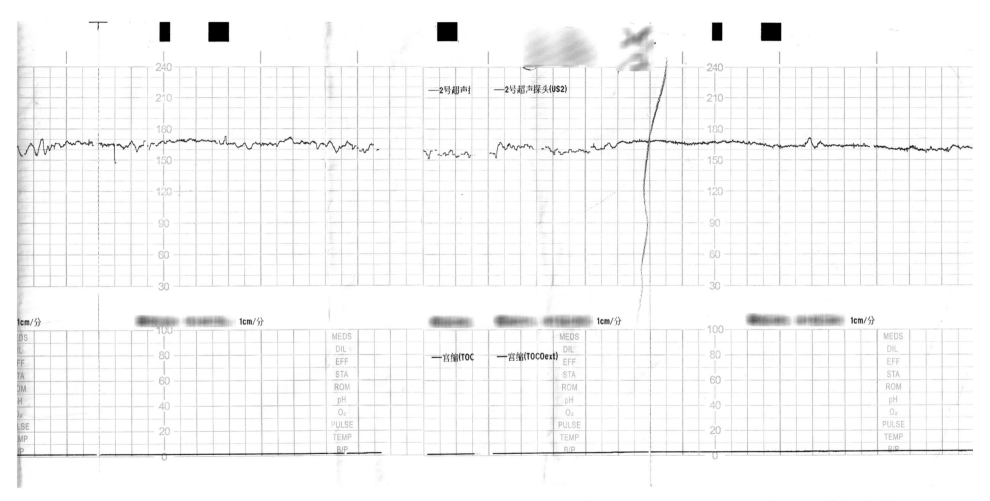

图 2-2　复查 NST（持续 30min），胎心基线 160～170bpm，前 20min 中度变异，后 10min 轻度变异，无胎心加速，仍为 NST 无反应型，胎儿持续心动过速。

病历简介：NST 复查两次，每次持续 30 ～ 40min，均为无反应型，胎心心动过速，产妇心率正常。不除外胎儿宫内窘迫可能，联系急诊 B 超。急诊 B 超提示羊水量正常，脐带 S/D 2.3，未见明确脐带绕颈。再次详查 B 超，提示脐带绕足可能，可见压痕。考虑胎儿宫内窘迫，孕周已入围生期，继续妊娠随时有胎死宫内的风险，征得患者及家属知情同意，行剖宫产终止妊娠。术中见脐带扭转，紧紧缠绕胎儿右下肢两周，右下肢可见脐带压痕。新生儿 Apgar 评分 1min10 分，5min10 分，10min10 分，出生体重 1670g，因早产转 NICU 治疗后出院。随访至 1 岁 10 个月，各项运动神经系统发育均正常。

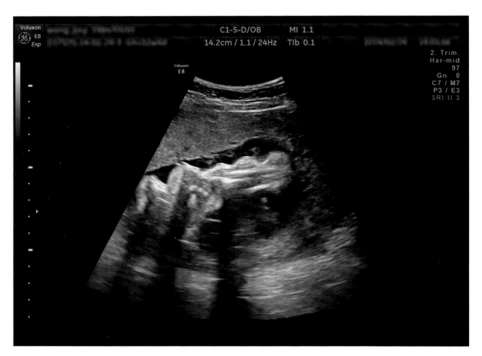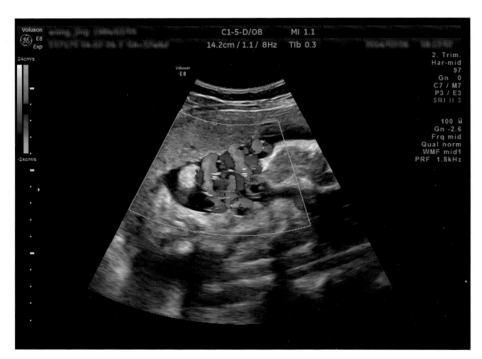

图 2-3　B 超检查

病历总结：胎心监护图形显示持续胎儿心动过速伴有胎心基线变异异常（轻度变异或变异消失），NST 无反应型，提示胎儿宫内窘迫。产前 B 超有时无法发现脐带扭转、缠绕肢体等特殊情况，需结合临床情况做出正确决策。

病例 3（胎动减少，高危妊娠）

病历简介：34 岁，初产妇，孕期规律产检，有复发性流产病史，孕期查蛋白 S 下降（最低 20%）。自孕早期应用低分子肝素抗凝治疗至入院前 3 天。孕 34 周开始行胎心监护。现孕 34 周 6 天，因自觉 12h 内仅感到一次胎动而就诊。1 个月前 B 超提示脐带绕颈一周。

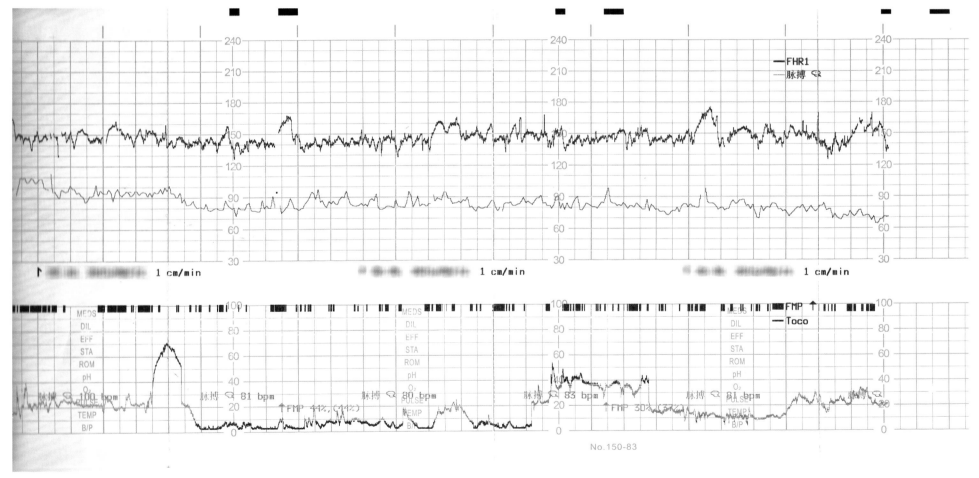

图 3-1　入院前 3 天产检时 NST：胎心基线 140 ~ 150bpm，中度变异，20min 可见 3 次胎心加速，NST 反应型。宫缩曲线可见一次宫缩。

病历简介：入院后持续胎心监护。考虑胎儿窘迫急诊行剖宫产终止妊娠。术中见羊水量中等，Ⅰ度污染，新生儿脐带绕颈一周，Apgar 评分 1min8 分，5min 及 10min 均 10 分。

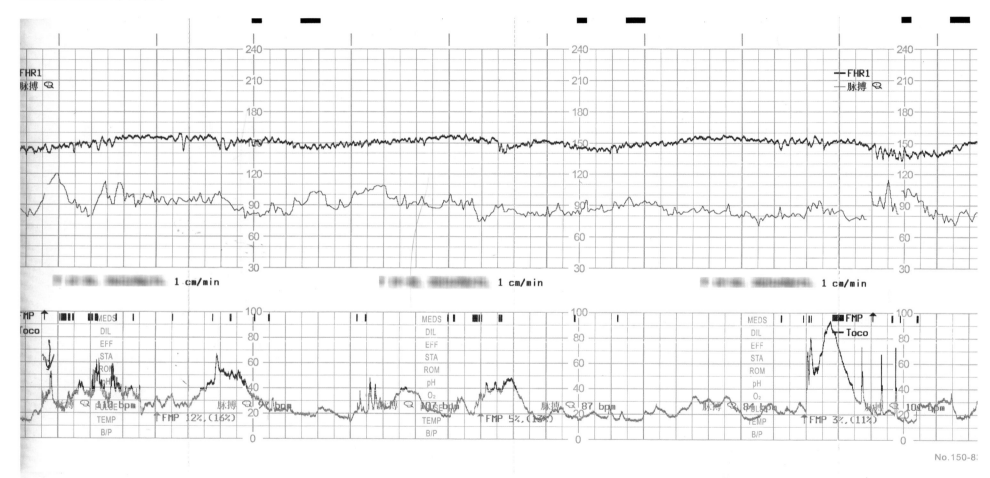

图 3-2　入院后胎心监护：胎心基线 150 ~ 160bpm，轻度变异，未见胎心加速，宫缩曲线可见 4 次宫缩，间隔 3 ~ 10min，其中两次宫缩后出现胎心减速，缓慢下降，幅度 5 ~ 10bpm，最低至 135bpm，为晚期减速，属于Ⅲ类胎心监护。

病历总结：该病例高危因素明确（反复性流产史，蛋白S下降），孕期提前行胎心监护。患者主诉胎动减少，及时就诊，胎心监护显示III类图形，适时终止妊娠，结局好。

病例4（胎动减少，NST无反应型）

病历简介：27岁，初产妇，孕期规律产检，无妊娠合并症，现孕38周1天，主诉自觉胎动消失10h就诊。

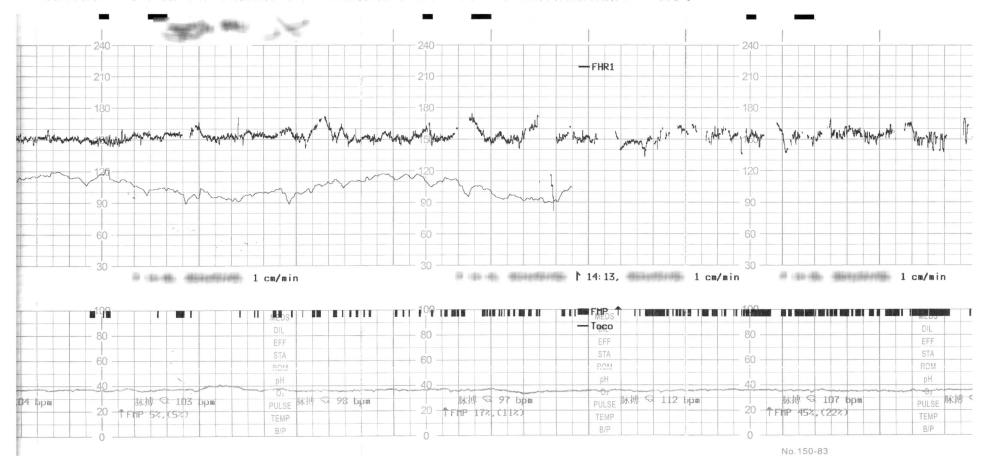

图4-1　6天前（孕37周2天）产检行NST：胎心基线150bpm，中度变异，20min内可见两次胎心加速，NST反应型。

　　病历简介：因胎动消失急诊就诊，立即行胎心监护，NST 无反应型，考虑胎儿窘迫急诊行剖宫产终止妊娠，术中见胎头高浮，羊水量 600ml，清亮，脐带绕颈五周，较紧，新生儿 Apgar 评分 1min8 分，5min 及 10min 均为 10 分。未转 NICU。

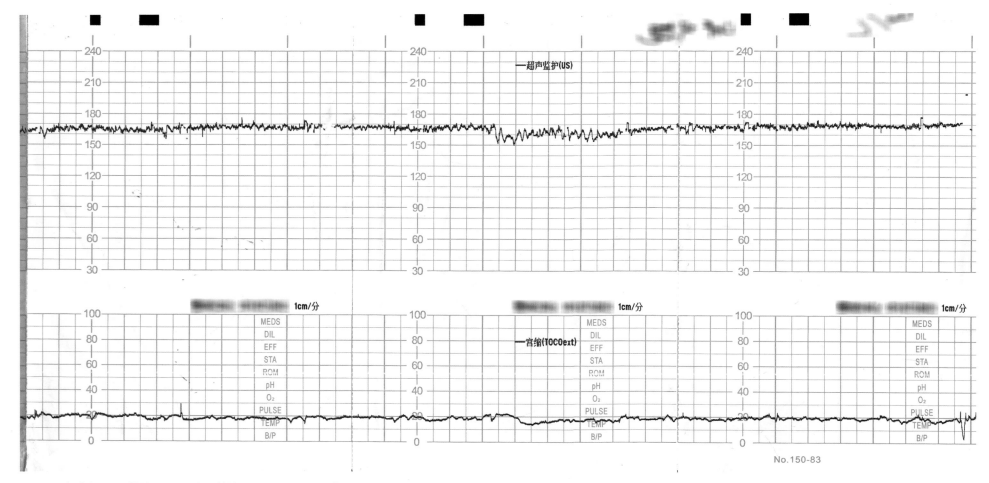

图 4-2　急诊行 NST 持续 90min：胎心基线 160～170bpm，变异 5～10bpm，无胎心加速及减速。持续 90minNST 无反应型，基线变异较平素减少，提示胎儿可能存在酸碱平衡失调。

病历总结：该病例患者主诉胎动消失，胎心监护无反应型，较产检时胎心监护出现明显的胎儿心动过速，基线变异减少，且胎心监护持续进行了 90min 以上（除外了胎儿睡眠周期），考虑胎儿窘迫，急诊手术终止妊娠，术中确实发现为脐带的缠绕所致。故 NST 持续无反应型，与平素胎心监护基线及变异出现明显差异，结合主诉，这是胎儿窘迫的一种表现，需要尽快终止妊娠。

病例 5（胎动减少）

病历简介：30 岁，初产妇，孕期规律产检，妊娠合并甲状腺功能减退，优甲乐治疗，甲状腺功能正常，现孕 39 周 2 天，主诉胎动减少 3h 入院。入院前一周行超声检查示：AFI 13.5cm，S/D 2.5，脐带绕颈一周。

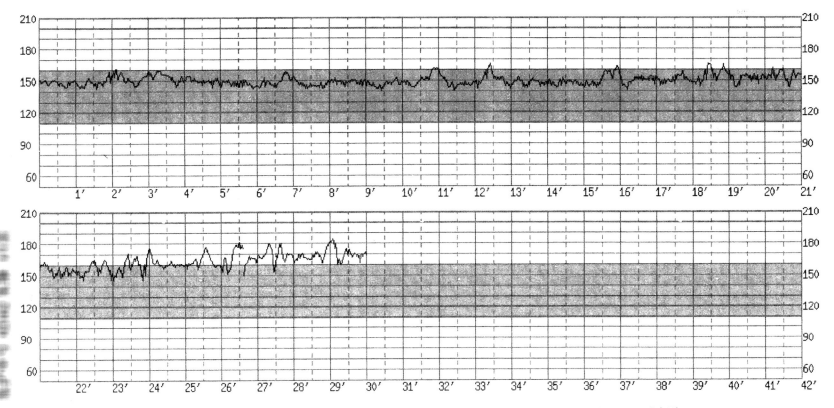

图 5-1　一周前（孕 38 周 2 天）产检行 NST：胎心基线 150bpm，中度变异，可见胎心加速，NST 反应型。

病历简介：急诊行胎心监护异常，结合患者胎动减少的主诉，收入院密切监测。

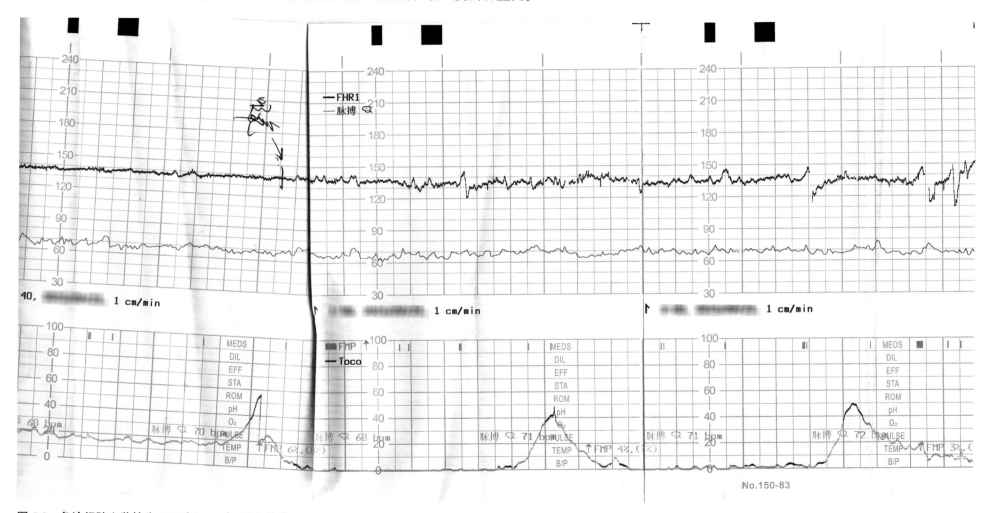

图 5-2　急诊行胎心监护为 CST（20min）：胎心基线 130 ~ 140bpm，变异 1/3 消失，2/3 中度，无明显胎心加速及减速。宫缩曲线可见间隔 8 ~ 9min 的宫缩，目前尚不能明确胎儿宫内酸碱情况，需持续胎心监测，动态评估。

病历简介：入院后持续胎心监护至 90min，胎心监护异常，出现 1 次胎心延长减速，考虑胎儿宫内窘迫，急诊行剖宫产手术，术中见羊水 I 度污染，脐带绕颈六周，紧，新生儿 Apgar 评分 1min、5min，10min 均为 10 分。

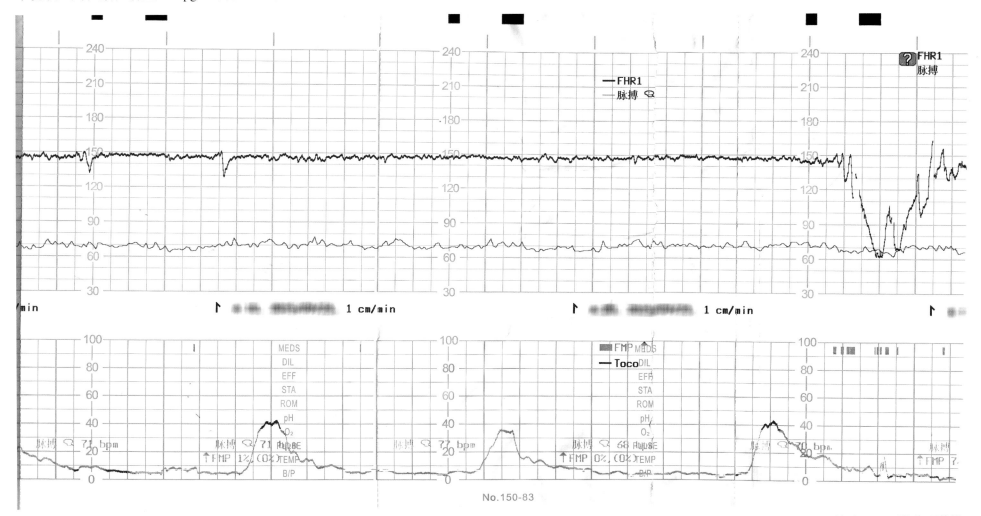

图 5-3　入院后持续 CST（90min）：胎心基线 140～150bpm，轻度变异，无胎心加速，可见 1 次胎心延长减速，持续 30s 以上降至最低点，最低至 60bpm，持续 2min 后恢复至基线，与宫缩无明确关系。宫缩曲线可见间隔为 6～7min 的宫缩。

　　病历总结：该病例胎心监护的特点是基线变异的减少甚至缺失，急诊手术终止妊娠，术中发现脐带缠绕，羊水污染。这类病例产前超声检查大多无阳性发现，此时患者胎动减少的主诉及动态的胎心监护监测，为发现此类胎儿窘迫的重要手段。

胎动减少胎心监护小结（病例 1-5）

　　病例 1-5 中，除病例 3 患者有复发性流产及蛋白 S 缺乏的高危因素，其余病例均无严重合并症，孕期产检大致正常，胎心监护正常，均有胎动减少甚至胎动消失的主诉，胎心监护特点为胎儿心动过速，基线变异较平素明显减少，无加速反应，伴或不伴胎心减速，术中发现了不同程度的羊水污染和脐带缠绕，新生儿出生活力的评分也有所降低。临床上有孕晚期患者主诉胎动减少或消失，就诊时已发生胎死宫内的病历，我们希望通过了解在胎动减少或消失到胎死宫内这段过程的胎心监护表现，为我们及时发现并进行临床处理提供一些依据。根据这 5 例病例的特点，当患者出现胎动减少甚至消失的主诉，胎心监护出现上述的变化时，这种特点的胎心监护有可能是一种发展为胎死宫内前的监护图形，部分原因可能是脐带因素。因产前超声并不一定能发现并提供充分的信息，故胎心监护为这类临床情况的处理提供了重要的依据。

病例 6（胎盘早剥）

病历简介：36 岁，高龄初产妇，孕期规律产检，无妊娠合并症及并发症。现孕 36 周 6 天，因持续下腹痛伴阴道出血 2$^+$h 入院。急诊测血压 145/95mmHg，尿蛋白 3+，查体子宫张力大，无松弛，宫体压痛明显。孕 36 周 1 天产检时行胎心监护正常。

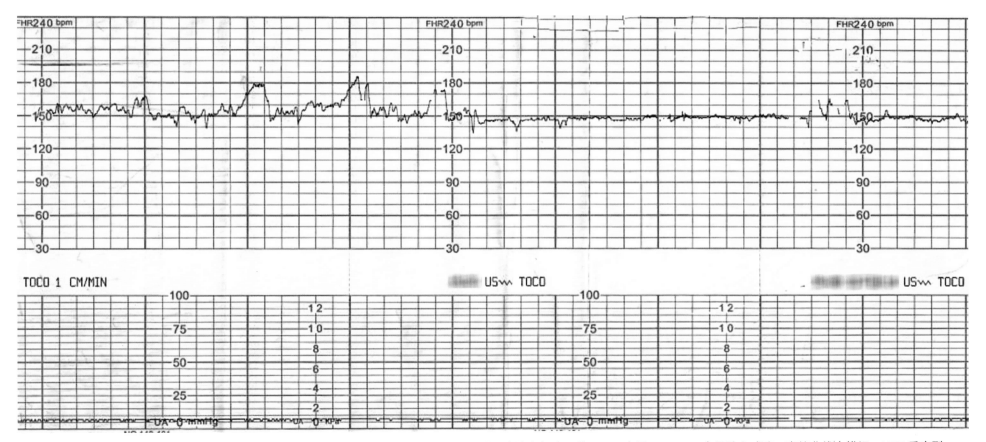

图 6-1　孕 36 周 1 天时产检 NST：胎心基线 150bpm，前 10min 变异 10 ～ 15bpm，可见 3 次胎心加速，后 10min 变异≤ 5bpm，未见胎心减速，宫缩曲线未描记。NST 反应型。

病历简介：因腹痛伴阴道出血急诊就诊行胎心监护，可见胎心基线明显降低，考虑胎儿窘迫行急诊剖宫产，术中见子宫卒中，胎盘位于宫底部，剥离2/3，血性羊水，胎儿娩出后有大量凝血块及暗红色血液流出，共计1000ml。新生儿Apgar评分1min3分，气管插管后5min5分，10min6分，转NICU。生后血气分析pH7.20，BE -13.8mmol/L。随访至1岁10个月，运动神经系统发育均正常。

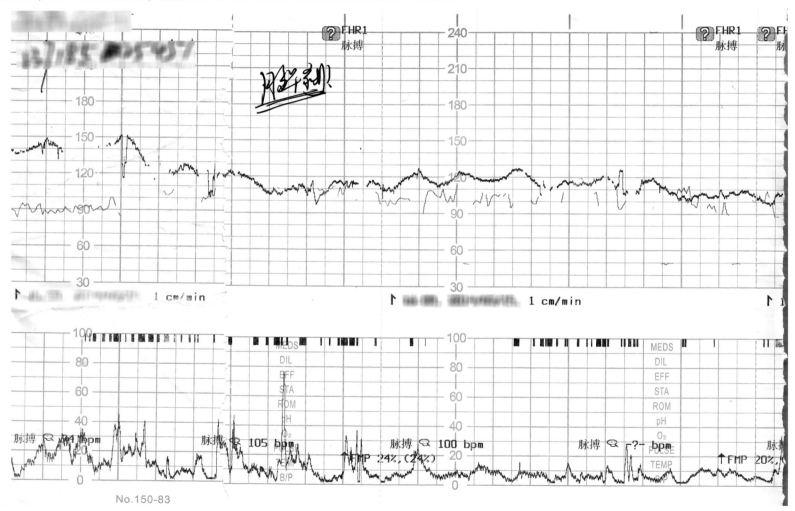

图6-2　急诊行胎心监护：胎心基线自150bpm降低至110～120bpm，变异缺失，持续17min不恢复。宫缩曲线可见间隔1.5min的小而密集的宫缩。

病历总结：患者高龄，且并发重度子痫前期，均为胎盘早剥的高危因素，持续腹痛伴阴道出血为典型的胎盘早剥症状，宫体压痛明显，胎心监护呈现胎心基线变异消失，基线水平下降，术中证实为胎盘早剥。胎盘早剥为急性胎儿缺氧的产科事件，胎心监护是敏感的监测手段，伴随着胎盘血流的急性减少甚至中断，胎心监护可表现为胎心基线的突然下降，延长减速甚至心动过缓，因胎盘早剥后出血刺激子宫，宫缩曲线亦可描记出强度弱但密集的宫缩。此为一个较典型的胎盘早剥的图形，可辅助临床医生做出诊断，尽快处理。

病例 7（胎盘早剥）

病历简介：34 岁，经产妇，孕期规律产检，无妊娠合并症及并发症，现孕 34 周 2 天，主诉腹痛伴阴道出血急诊就诊，查体宫缩间歇子宫松弛好。入室试验出现胎心动过缓，临床易与母体心率、探头脱落等情况混淆，遂延长胎心监护的时间。

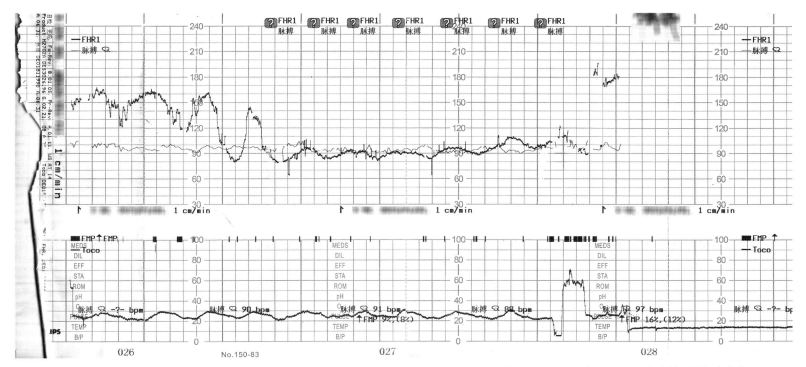

图 7-1　入室试验:胎心基线 150 ~ 160bpm，轻度变异，可见胎心减速，减速幅度 30 ~ 70bpm，最低至 80bpm，持续 1.5min，后出现胎儿心动过缓，基线波动在 80 ~ 90bpm，变异缺失，持续 13min。宫缩曲线可见频繁的、疑似的小弱宫缩，间隔 1.5 ~ 2min。

病历简介：持续胎心监护一个小时，胎心基线恢复并升高，变异轻度，出现频繁减速，考虑为胎儿缺氧状态代偿期可能。仍不能除外胎盘早剥的情况，动态监测胎心。

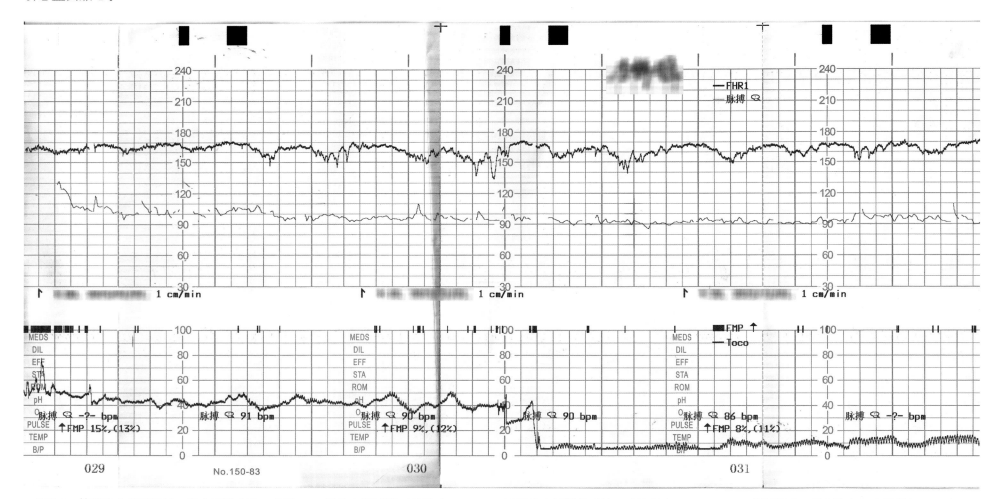

图 7-2　持续胎心监护显示：胎心基线 160 ~ 170bpm，胎儿心动过速，变异 5 ~ 10bpm，可见胎心周期性减速，减速幅度 10 ~ 20bpm，缓慢发生，缓慢恢复，宫缩描记不明确。

　　病历简介：2h 后再次行胎心监护，出现胎心延长减速，考虑胎儿窘迫行剖宫产终止妊娠，术中见羊水淡血性，胎盘下缘 1/3 面积可见血块压迹，距脐带 3cm，子宫左前壁 4cm×3cm 的范围呈子宫胎盘卒中表现，新生儿 1min 评分 9 分，5min9 分，10min6 分，气管插管正压通气后转儿科治疗。血气分析 pH 7.24，BE –3.6mmol/L。

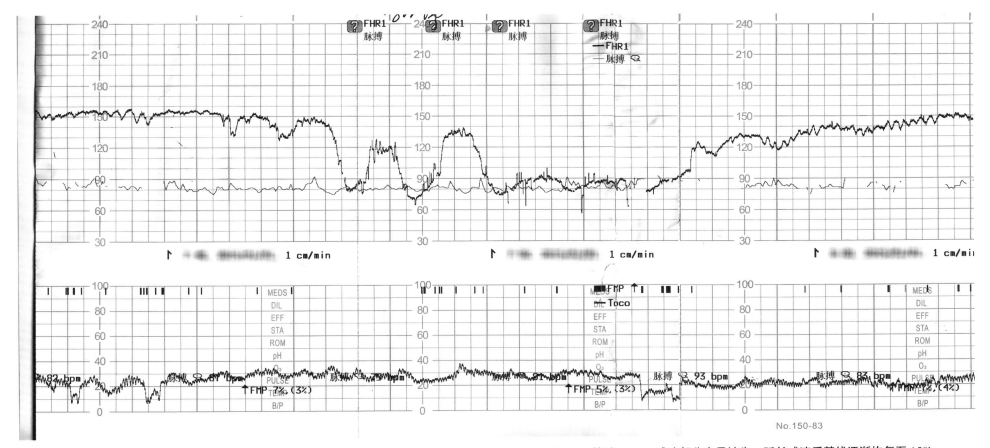

图 7-3　2h 后再次行胎心监护 NST：胎心基线 150bpm，变异 5 ~ 10bpm，可见延长减速，最低至 70bpm，持续 7min，减速部分变异缺失，延长减速后基线逐渐恢复至 150bpm。

病历总结：此为胎盘早剥的监护图形，图形以基线变异减少、延长减速甚至胎心心动过缓为特点，因子宫张力大，剥离面血肿刺激，可有强度弱而频繁的宫缩，需与先兆早产鉴别。当剥离面不在脐带根部时，胎心会呈现代偿、失代偿的过程，需结合临床情况及早识别，做出正确临床决策，减少母儿并发症的出现。

病例 8（胎盘早剥，小面积）

病历简介：31 岁，初产妇，孕期规律产检，孕前诊断为亚临床甲状腺功能减退，定期复查甲状腺功能正常，未用药。现孕 39 周 5 天，主诉阵发下腹痛 3h，伴少量阴道出血就诊。入院查体：血压 150/100mmHg，脉搏 90 次 / 分，宫缩间歇期子宫松弛好，双下肢水肿。宫缩间隔 2 ～ 3min。

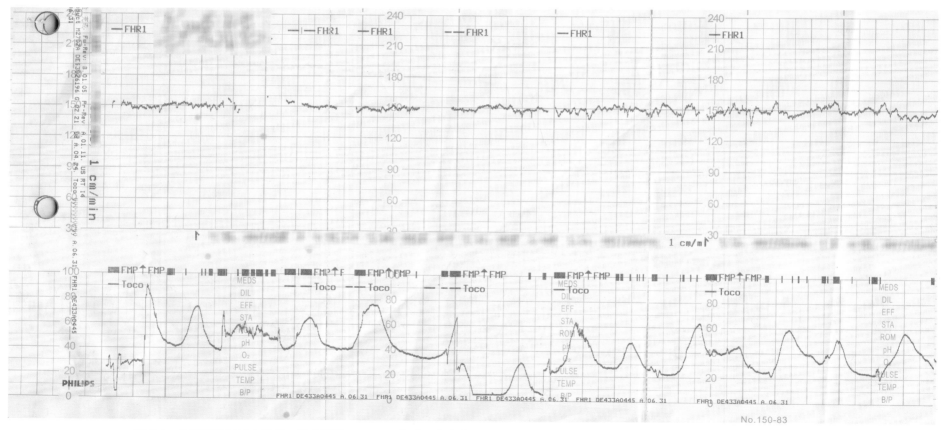

图 8-1　急诊就诊时胎心监护：胎心基线 150bpm，轻度 - 中度变异，无胎心加速及减速，宫缩曲线可见间隔 1.5 ～ 2min 的宫缩。

病历简介：休息后复测血压为 167/105mmHg，考虑妊娠期高血压可能，宫缩频发，不除外胎盘早剥，行人工破膜，羊水清。此时阴道检查宫口开 2cm，S-2cm。

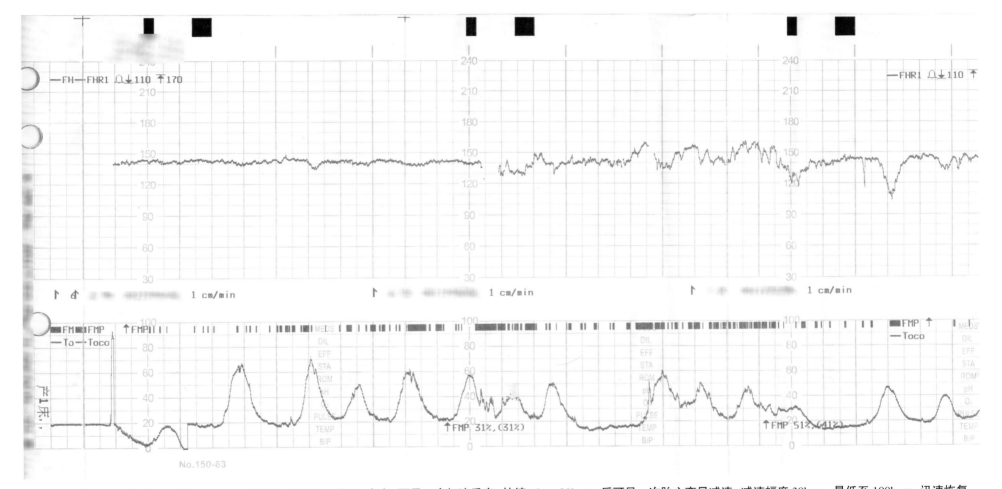

图 8-2　持续胎心监护：胎心基线 140bpm，变异前 1/2 轻度，后 1/2 中度，可见 3 次加速反应，持续 10 ~ 20bpm，后可见一次胎心变异减速，减速幅度 30bpm，最低至 100bpm，迅速恢复。宫缩曲线可及间隔 1 ~ 3min 的宫缩。

病历简介：入院后化验回报尿蛋白 trace，胎心监护出现变异缺失，频繁早期减速，阴道检查同前，考虑胎儿窘迫，短时间不能阴道分娩，行急诊手术，术中羊水清，新生儿 Apgar 评分均为 10 分，胎盘母面有 2cm 的血块压迹，胎盘早剥 2cm×2cm，距脐带根部 3cm，脐带扭转 40 圈。

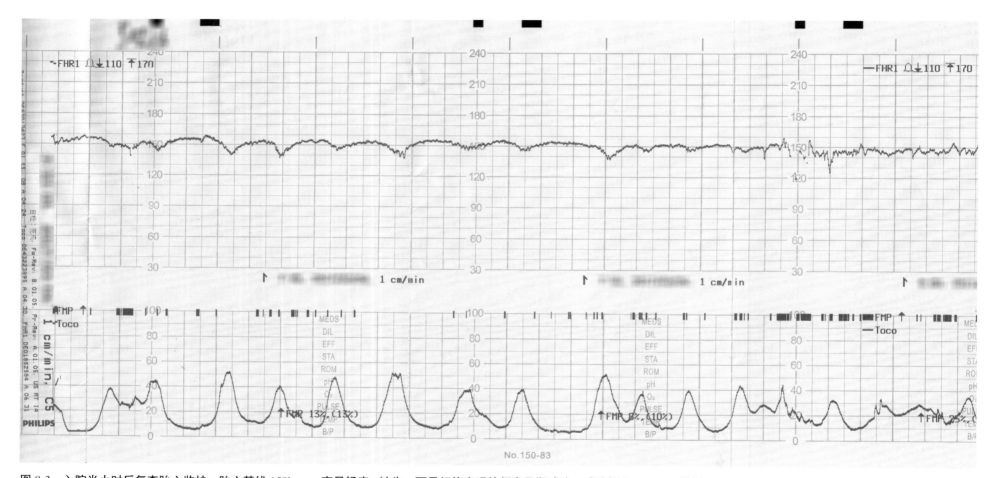

图 8-3　入院半小时后复查胎心监护：胎心基线 150bpm，变异轻度 - 缺失，可见规律出现的频发早期减速，减速幅度 10bpm，最低至 140bpm，缓慢下降，缓慢恢复，宫缩曲线可及间隔 1 ~ 2min 的宫缩。

病历总结：该患者孕足月后出现腹痛伴阴道出血，来诊出现妊娠期高血压，胎心监护最初为间断变异减少，无加速反应，后逐渐演变为变异缺失并频发早期减速，术中证实为距离脐带根部 3cm 的小面积胎盘早剥。

病例 9（胎盘早剥，子宫卒中）

病历简介：20 岁，初产妇，孕期不规律产检，停经 10 周产检时血压最高为 120/90mmHg，自诉尿蛋白阴性，未监测未用药。现孕 31 周 3 天，因阵发腹痛 7⁺h 就诊，无阴道流血流液。急诊测血压为 170/114mmHg，心率 98 次 / 分，手及宫缩间隔 2 ~ 3min 一次，宫缩间歇子宫松弛可，双下肢水肿。既往有慢性高血压病史 4 年，血压最高达 180/120mmHg，未规律用药治疗。

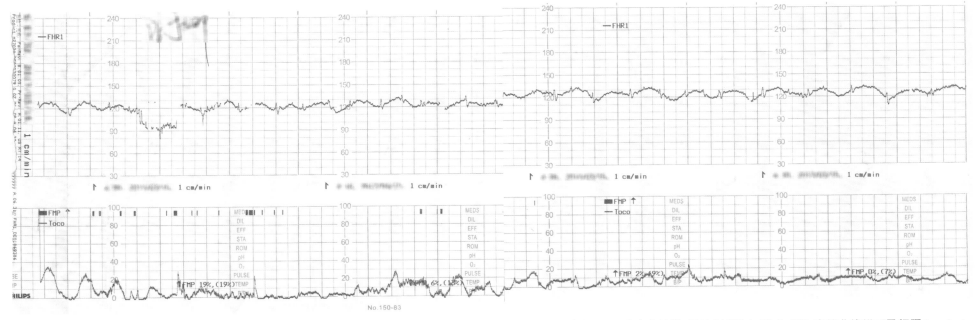

图 9-1　急诊室行胎心监护:胎心波动在 120 ~ 130bpm,变异轻度 - 缺失,可见周期性规律地出现胎心波浪样变化,因无法确定基线,无法判断为加速或减速,宫缩曲线似可及间隔 1 ~ 2min 的宫缩，但描记不满意。

病历简介：入院后查体宫缩较前频繁，子宫松弛差，尿蛋白 3+，考虑为慢性高血压并发子痫前期，胎儿窘迫，胎盘早剥，行剖宫产终止妊娠。术中见子宫卒中，羊水部分淡血性，新生儿重度窒息，Apgar 评分 1min3 分，5min7 分，宫腔内血块及积血共计 800ml，胎盘母面可见 1/2 血块压迹。

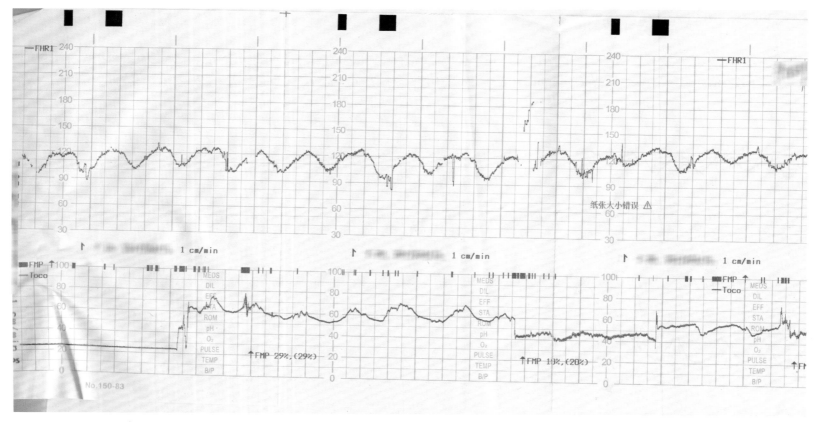

图 9-2　入院后继续胎心监护：胎心基线 120bpm，变异缺失，可见周期性规律性的胎心减速，结合宫缩曲线可及的几次宫缩，胎心缓慢下降，缓慢恢复，落后于宫缩，考虑为频发晚期减速。

病历总结：该病例为孕31周，慢性高血压并发子痫前期，孕期未控制，为胎盘早剥的高危因素。以阵发下腹痛就诊，无阴道出血，查体宫缩频发，需与先兆早产鉴别，此时胎心监护的动态变化较为重要，从周期性规律性的波浪性变化到幅度加深，确定为晚期减速，胎心变异进一步减少，均为胎儿宫内窘迫的图形特征。通过胎心监护图形帮助临床更准确评估胎儿宫内状况，从而做出正确的临床诊断及决策。

病例 10（子宫破裂）

病历简介：36岁，经产妇，孕期规律产检，无妊娠合并症及并发症，既往瘢痕子宫病史，6年前因脐带绕颈2周行子宫下段剖宫产。现孕39周2天，主诉阵发下腹痛，考虑临产入院。产程中持续行胎心监护。

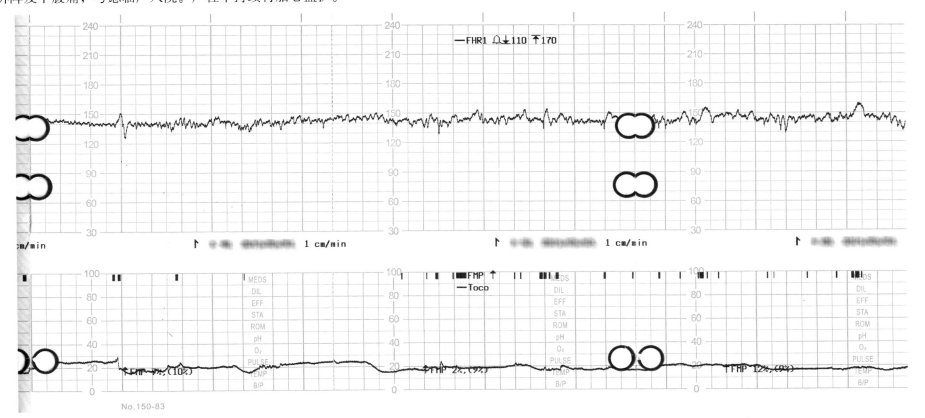

图 10-1　产程中胎心监护：胎心基线 140 ~ 150bpm，中度变异，无胎心加速及减速。宫缩曲线的宫缩描记不满意。

病历简介：产程中持续胎心监护，可见突发胎心减速，患者无任何不适，行阴道检查、宫口开 8cm，S=0cm，行人工破膜，可见羊水Ⅱ度污染。考虑胎儿窘迫，子宫破裂可能行急诊剖宫产。术中见子宫下段全层裂开，胎盘已剥离至腹腔，腹腔内大量羊水，新生儿重度窒息，Apgar 评分 1min1 分，5min5 分，10min5 分，转儿科治疗。随访至生后 7 个月，各项发育均正常。

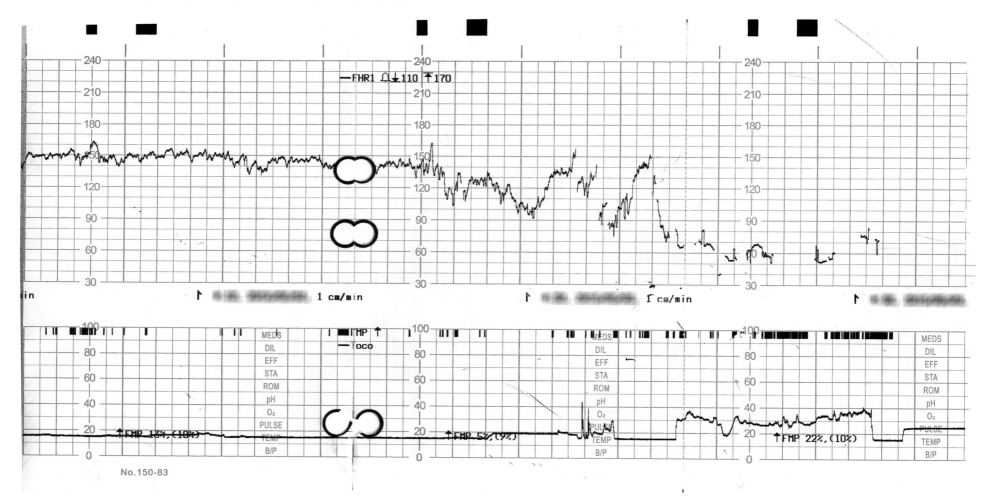

图 10-2 产程中胎心监护：胎心基线 150bpm，中度变异，可见突发胎心延长减速，最低至 50bpm，持续 7min 不恢复，减速部分变异缺失。

　　病历总结：有瘢痕子宫病史的患者自然临产在阴道分娩的过程中，有 1% 的概率可能出现子宫破裂，且大多数子宫破裂毫无征兆，患者可以无症状。此时胎心监护的表现多以延长减速，或反复的重度变异减速为特点，这是提示子宫破裂的一个敏感手段。所以，有瘢痕子宫病史的患者在产程中更应密切关注胎心的变化。

产科灾难性事件胎心监护小结（病例 6-10）

　　上述 5 个病例均为产科灾难性事件，英文文献中称为 "disasterthing"，包括 4 例胎盘早剥，1 例子宫破裂，其中 3 个病例的胎心监护的特征表现为出现延长减速，其中 1 例延长减速，持续 7min，最低至 50bpm，且合并基线变异的减少，另 2 例出现延长减速不恢复持续超过 10min，演变成心动过缓。一般认为延长减速持续 3min 以上，低于 80bpm，结合胎心基线变化，如随后出现心动过速伴轻度变异或缺失，或者持续 6 ~ 9min 甚至一直不恢复的延长减速，变成心动过缓，往往预示产科灾难性事件的发生，需要尽快终止妊娠。若延长减速持续 3 ~ 6min，不低于 80bpm，无随后基线水平及变异的变化，也可能为一过性脐带受压所致。4 例胎盘早剥的胎心监护图形中，有 2 例表现为胎心延长减速，另有 2 例表现为变异轻度甚至缺失，伴有周期性规律性的小幅度胎心减速。由此可见，胎盘早剥时，早剥位于脐带根部可导致短时间出现供血的中断，胎心监护以延长减速为主要表现。早剥面积小或远离脐带根部，血流的减少随着早剥的面积的变化逐渐变化，胎心也呈现代偿 - 失代偿的动态变化。通过特殊的胎心图形，辅助临床正确诊断及决策。

病例 11（酸中毒）

病历简介：33 岁，经产妇，孕 38 周，孕期未产检，自诉曾测两次空腹血糖，6.4 ～ 6.9mmol/L，既往瘢痕子宫（剖宫产史），现孕 38 周，主诉"呕吐 3 天"入院，当日外院超声示羊水过多，AFI 24cm，血糖 8.5mmol/L，血气 pH 7.13。诊断考虑糖尿病酮症酸中毒？羊水过多。

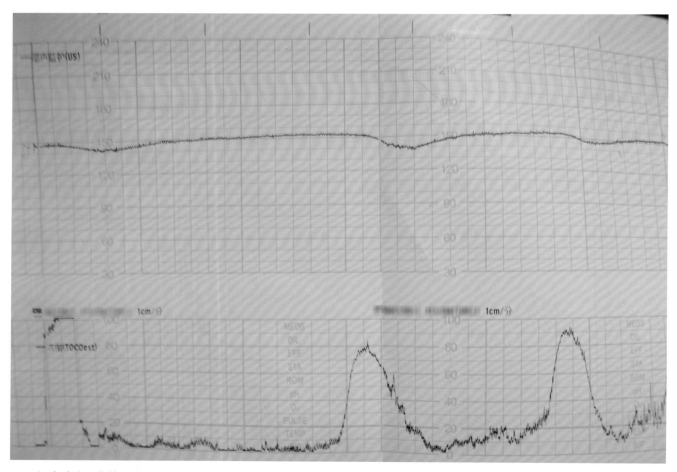

图 11-1　入院时胎心监护：胎心基线 150bpm，变异缺失，可见频发晚期减速，减速幅度 10bpm，缓慢下降，缓慢恢复。为Ⅲ类图形。

病历简介：入院复查血气 pH 7.13，肌酐 129umol/L，血糖 8.1mmol/L，尿糖（–），尿酮体 3+，尿潜血 3+，尿蛋白 1+，持续胎心监护提示胎儿窘迫明确，积极纠正孕妇酮症酸中毒的同时，行急诊剖宫产终止妊娠。术中见羊水量多，＞ 2000ml，色清。新生儿 Apgar 评分 1min6 分，5min8 分，10min8 分，转儿科治疗。电话随访至 4 岁 8 个月，各项发育均正常。

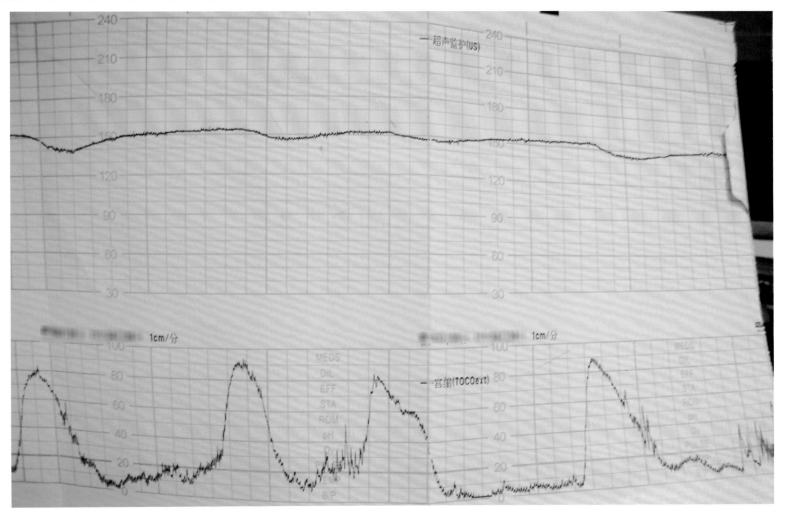

图 11-2　持续胎心监护：基线 150bpm，变异缺失，可见频发晚期减速，减速幅度 10bpm，缓慢下降，缓慢恢复。仍为 Ⅲ 类图形。

病历总结：此为一例孕期未控制的糖尿病、母体出现代谢性酸中毒的病例，胎心监护为典型的晚期减速合并变异缺失的图形，为美国国家儿童健康和人类发育研究所（NICHD）指南中定义的Ⅲ类图形，胎儿窘迫明确，提示胎儿酸中毒可能性极大，与母体酸中毒相关，剖宫产终止妊娠是正确决策。可见，胎儿在母体内出现严重酸中毒时，胎心监护最大的特点就是胎心基线变异的减少或者消失，同时可能伴有反复性的晚期减速。

病例 12（糖尿病酮症酸中毒）

病历简介：27 岁，初产妇，孕期外院规律产检，诊断为妊娠期糖尿病，未控制血糖。现孕 33 周 2 天，主诉胸闷 2 天，恶心、呕吐 1 天入院。外院查快速血糖 12.9mmol/L，pH 7.23，BE-19.7mmol/L，我院查随机血糖 13.1mmol/L，pH 7.38，BE-17.3mmol/L。尿糖（－），酮体 2+。诊断为糖尿病酮症酸中毒。

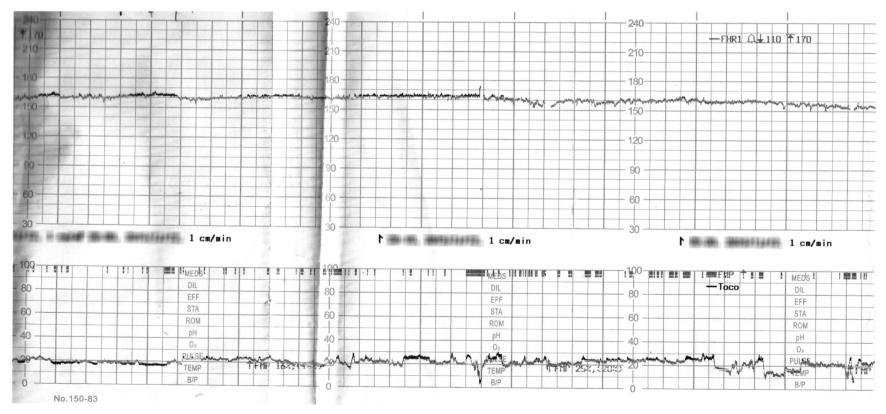

图 12-1　入院行 NST：胎心基线 160bpm，变异缺失，无胎心加速及减速。NST 无反应型。

病历简介：胎儿母亲考虑为糖尿病酮症酸中毒，胎儿存在酸中毒可能，延长胎心监测时间，结果仍同前，因考虑胎儿窘迫，积极纠正孕妇酮症酸中毒的同时，急诊行剖宫产终止妊娠，术中见羊水量多，约 2000ml，色清，新生儿重度窒息，Apgar 评分 1min3 分，生后即刻血气 pH 6.92，转入 NICU 治疗。生后 1.5h 血气分析，pH 7.15，BE-9.5mmol/L。

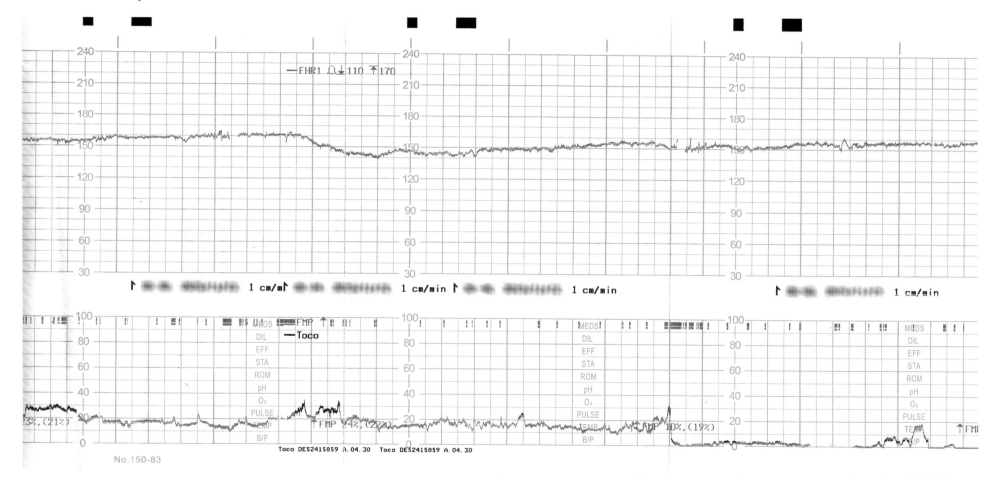

图 12-2　持续胎心监护：胎心基线 150～160bpm，轻度变异，宫缩后可见胎心减速，缓慢下降至 140bpm，缓慢恢复至基线，可疑为晚期减速。宫缩曲线描记一次可疑的宫缩。

病历总结：结合病例 12 所示，母体酸中毒可导致胎儿酸中毒，酸中毒时胎心监护最典型的变化即为基线变异的减少甚至缺失，可伴随有晚期减速的出现，酸中毒的程度越重，变异缺失，基线更趋于平滑，晚期减速出现的频率更高，这均是胎儿慢性缺氧的表现。

病例 13（母体菌血症感染）

病历简介：22 岁，初产妇，孕 33 周 3 天，外院规律产检，主诉发热 10h 入院。体温最高 40℃，曾有恶心、呕吐等消化道症状。入院后予抗生素抗感染，查血培养，加强胎心监护。

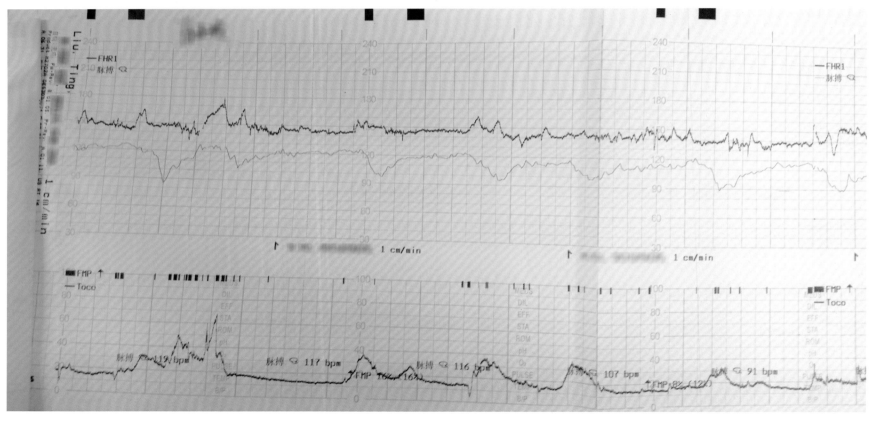

图 13-1　抗感染后行胎心监护：胎心基线 150bpm，变异 1/2 为轻度，1/2 为中度，可及胎心加速。宫缩曲线可见间隔 3～5min 的宫缩，CST 阴性。

病历简介：抗感染治疗第三天，血培养提示为大肠埃希菌菌血症，胎心监护的变异出现变化，且伴有一次晚期减速。对比之前的胎心监护，考虑存在胎儿宫内窘迫，行剖宫产终止妊娠。术中见羊水色清，新生儿生后 Apgar 评分 1min8 分，2min8 分，10min9 分，转至儿科，新生儿咽、耳部拭子培养检查呈阴性，治疗观察 6 天无明显感染征象后出院。随访至 8 个月，发育均正常。

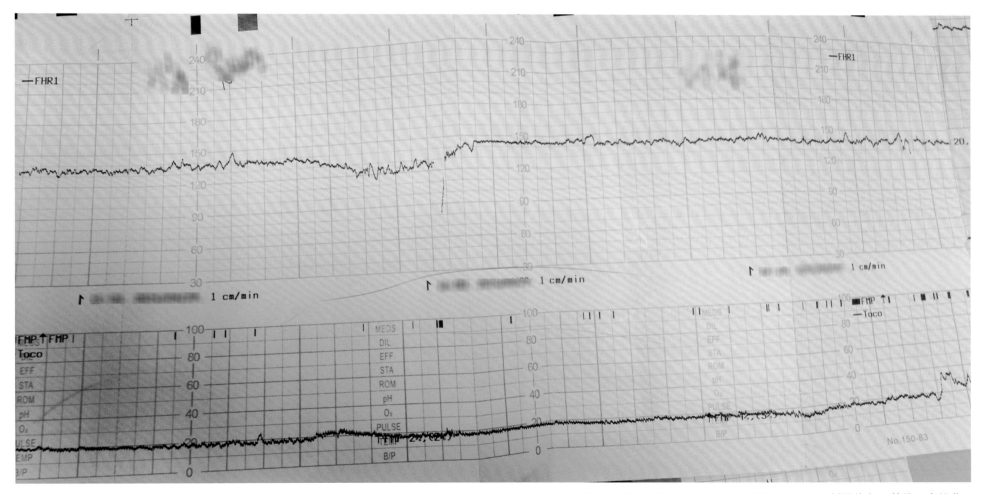

图 13-2　NST（持续 120min）：胎心基线 140bpm，变异 5～10bpm，无胎心加速，可及一次宫缩之后的胎心减速，缓慢下降至 120bpm，下降幅度 20bpm，缓慢恢复至基线。宫缩曲线可见一次宫缩。考虑为晚期减速。

病历总结：关于母体感染对胎儿的影响以及胎心监护图形的特点，目前文献并无定论。绒毛膜羊膜炎可能会进展为胎儿广泛的炎症，称为胎儿系统性炎症反应综合征。这种炎症反应综合征与胎儿低血压、新生儿惊厥、多器官功能衰竭，低 Apgar 评分以及缺血缺氧性脑病等不良预后均有关系。目前并没有可靠的工具来预测这种炎症相关性神经系统损伤发生的风险。胎心监护图形在对炎症反应综合征预测方面也缺乏敏感性。有研究提示，当胎心监护出现胎儿心动过速，基线变异减少或 / 和缺少醒睡周期时，可能与胎儿感染有关。也有研究提示，胎心出现变异减速伴基线变异减少，与组织学证据的急性感染有关。但这些研究的结果缺乏一致性，故母体感染之后胎心图形的何种特点与胎儿感染的相关性高，还需要进一步研究。该病例母体存在明确的大肠埃希菌的菌血症，胎心监护前后对比的过程中，出现了胎心基线变异的减少，可疑的宫缩之后减速，在没有确切的手段预测胎儿感染风险的情况下，胎心监护也是临床决策的一个参考。

母体病理状态胎心监护小结（病例 11-13）

本书共总结了 3 例母体病理状态的胎心监护图形，其中 2 例为母体酸中毒的胎心监护图形，其共同的特点均为胎心基线变异的减少甚至缺失，伴或不伴有晚期减速。尤其以病例 11 表现最为典型。由于对患者孕期合并症及并发症的管理日趋规范，如此严重的酸中毒状态下出现如此典型的基线变异缺失并伴晚期减速，在现在的产科临床中已非常少见。病例 13 是母体菌血症的胎心监护图形，绒毛膜羊膜炎若累及胎儿，严重时会导致胎儿出现系统性炎症反应综合征，与神经系统损伤有关。但胎心监护图形对胎儿感染风险的预测缺乏敏感性，也是临床中决策的难点。病例 13 在母体感染状态下，胎心监护呈现胎儿宫内窘迫的一个表现，终止妊娠后新生儿并无宫内感染的确切证据，也提供给临床增加对母体感染的胎心监护图形的认识。

病例 14（胎儿心律失常，慢速型）

病历简介：24 岁，初产妇，孕 32 周，孕期规律产检，孕 32 周 1 天超声提示相当于宫内孕 30 周 4 天，臀位，脐带绕颈三周。因外院 B 超提示胎儿心率慢，心律不齐，考虑胎儿心律失常？FGR？入院。入院予地塞米松促胎肺成熟，完善母体免疫相关化验（SSA，SSB 等）结果均为阴性，胎儿超声心动结果：一过性心动过缓及心律不齐，卵圆孔血流束正常低限，心脏结构未见明显重大畸形。儿科宫内会诊，并继续胎心监测，营养补液治疗，定期监测胎儿生长发育情况。

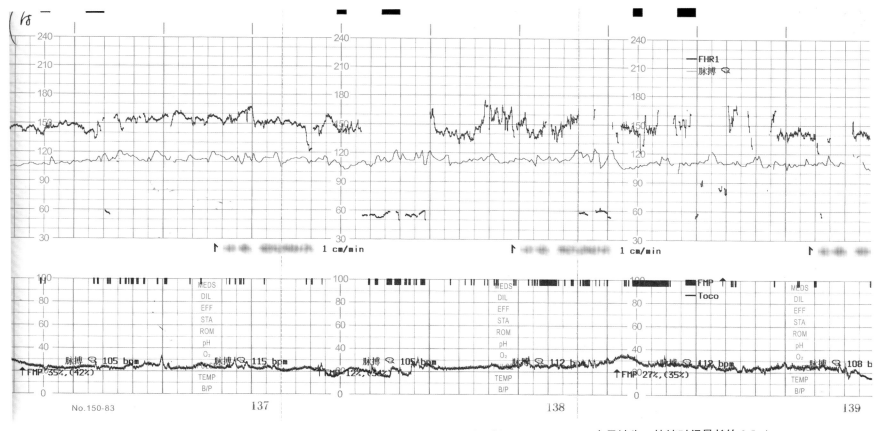

图 14-1　入院后 NST：胎心基线 150bpm，变异中度至显著，间断可见胎心低至 50～60bpm，变异缺失，持续时间最长约 2.5min。

病历简介：至孕 34 周 5 天超声提示相当于 33 周 4 天，脐带绕颈两周，S/D 2.0。因频繁出现胎儿心律失常，心动过缓最低至 50bpm，综合病情，行剖宫产术分娩一活婴，术中见脐带扭转 30 圈，脐带过长。新生儿生后 Apgar 评分均为 10 分，因早产转至儿科，儿科行血气分析检查，结果正常。行心电图检查提示为窦性心律不齐。生后超声心动提示：动脉导管未闭，未见其他结构异常。查体及心电监护偶有心律不齐，住院 6 天后出院。随访至 8 个月，未再行超声心动检查，但喂养吃奶发育均正常。

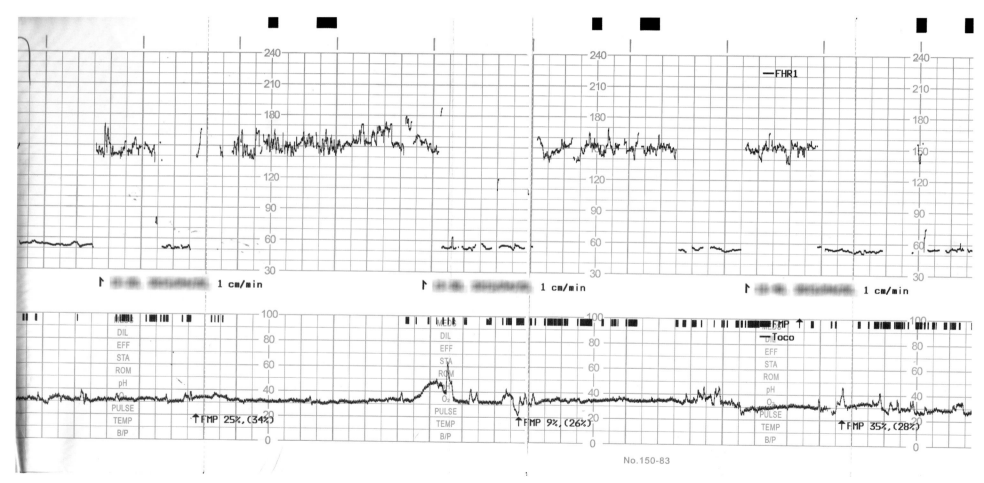

图 14-2 孕 34 周 5 天 NST：胎心正常时基线 140 ～ 150bpm，变异中度 - 显著，未及明显加速反应，20min 的胎心监护出现 4 ～ 5 次胎儿心律失常，最低至 50bpm，变异缺失，持续 1 ～ 3min 不等。

　　病历总结：文献报道，胎儿心律不齐在孕期的发生率为 1% ～ 3%，大多数为一过性的心律不齐，对于不伴有心脏结构异常及胎儿血流动力学改变的病例大多预后良好，生后心律不齐可消失，自行恢复。对于胎儿心动过缓的心律不齐，部分由于胎儿宫内缺氧造成的，当窦性心动过缓伴有胎儿窘迫时，胎儿存活所能耐受的窦性心动过缓的时间尚不清楚，需要根据临床对胎儿宫内情况的评估做出决策。心室率 <50 ～ 55 次 / 分是影响胎儿预后的高危因素。本病例中，胎儿存在生长发育落后孕周，超声提示脐带缠绕，超声心动并未提示心脏结构的重大畸形。心律失常的类型为心动过缓，初期为一过性出现，后期反复出现，最低至 50bpm，且持续时间逐渐增加。综合考虑，胎儿有宫内生长受限可能，对于频繁出现心动过缓的耐受程度相对不足，行剖宫产终止妊娠，最终结局良好。生后新生儿心律失常自行恢复。术中发现脐带过长，脐带扭转，可能存在脐血流供给不足。胎儿生长落后以及孕期出现的胎儿心律失常都可能与脐带因素造成的宫内缺氧有关。

病例 15（胎儿心律失常，快速型）

病历简介：32 岁，初产妇，孕 39 周 2 天，孕期规律产检，无妊娠并发症及合并症，主诉胎动增多 1/3 一周入院。孕 38 周 1 天 B 超提示：AC 34.11cm，S/D 2.3，AFI 9.8cm。

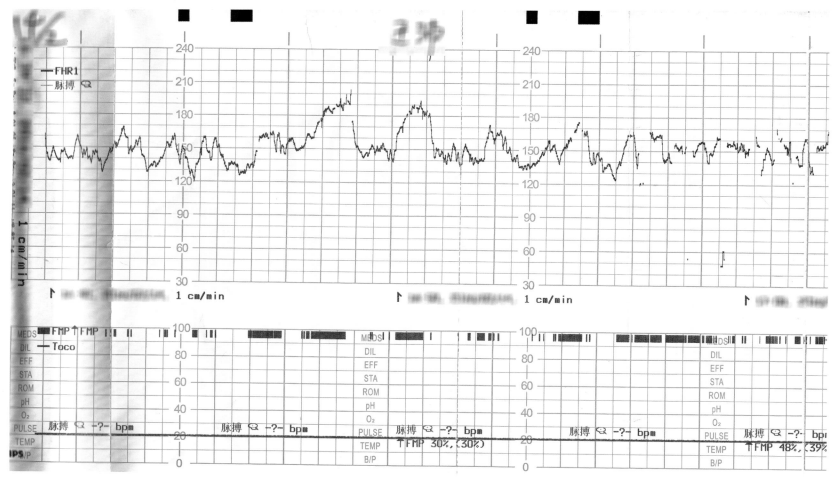

图 15-1　孕 37 周产检 NST，胎心基线 130 ~ 140bpm，中度变异，可及胎心加速，NST 反应型，提示胎儿宫内状况良好。

病历简介：入院当日行胎心监护，提示胎心心动过速。孕妇 T 37.0℃，HR 80 次 / 分，无感染征象。因胎心持续心动过速，考虑胎儿窘迫行剖宫产术，术中见脐带缠绕躯干一周，缠绕新生儿右手腕一周，新生儿评分均为 10 分。生后行心电监护，心率 77 ～ 219bpm，心律不齐，频发期前收缩。转入儿科查心电图提示心房扑动，室性期前收缩。超声心动提示：动脉导管未闭，左向右分流，卵圆孔未闭（左向右分流），三尖瓣反流（轻度），左室射血分数（LVEF）75%。

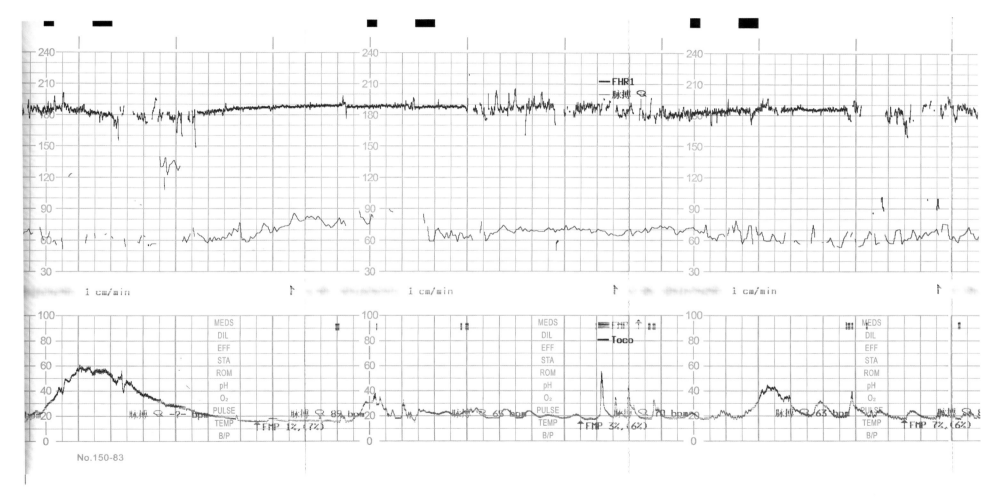

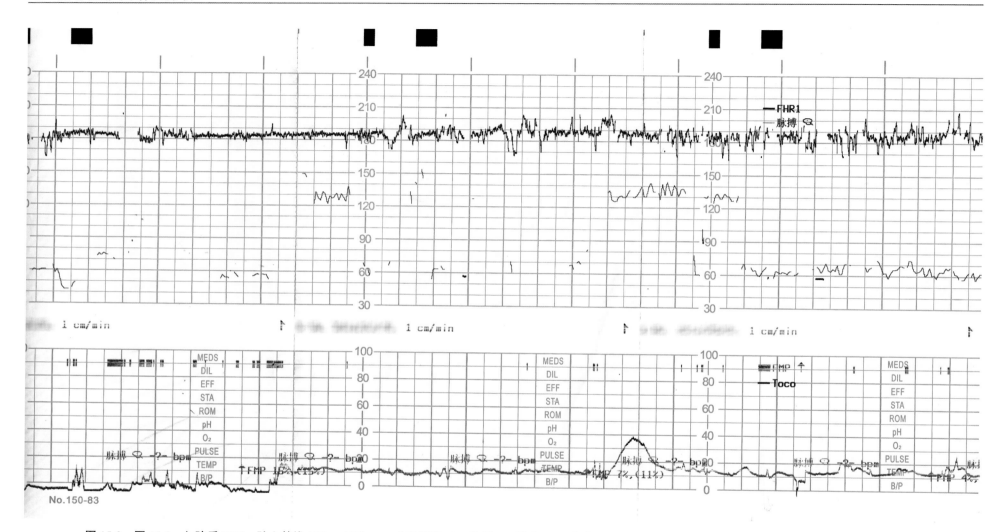

No.150-83

图 15-2，图 15-3　入院后 NST：胎心基线 180 ～ 190bpm，共监测近 1h，变异 1/3 轻度，2/3 中度，可见胎心加速，加速幅度 10bpm，持续 10 ～ 15s，无减速。

病历总结：该患者孕期无合并症，产检平顺，行胎心监护为反应型。孕 39 周 2 天出现突发的胎心持续心动过速，且患者有胎动增多的主诉，确实首先要考虑胎儿宫内窘迫。分娩后发现为胎儿心律失常——心房扑动，但无明确的心脏结构问题。国外有文献报道胎儿心房扑动是严重的、致命性的心律失常，合并胎儿水肿时可导致胎儿死亡及神经系统损伤。该病例患者已孕 39 周 2 天，尚未来得及行胎儿超声心动检查，但胎心监护的图形也给我们进行临床决策提供了重要的依据。

胎儿心律失常的胎心监护图形小结（病例 14-15）

胎儿心律失常，可表现为快速及慢速型，快速型多为阵发性室上性心动过速、房性心动过速、心房扑动及心房颤动等，胎心监护的特点往往表现为胎儿心动过速，基线可波动在 160～220bpm，变异有别于平素的监护图形。若观察到胎儿心动过速持续存在或在超声心动图检查过程中（约 45min）持续时间超过 50%，可称为持续性胎儿心动过速。胎儿心房扑动约占临床上出现心动过速患儿的 1/3，其通常是胎儿充血性心力衰竭、水肿和死亡的原因。病例 15，表现为胎儿持续 1h 的心动过速，生后心电图证实为心房扑动，积极终止妊娠是正确的决策。而慢速型的心律失常可由缺氧、房室传导阻滞或心脏结构异常引起，部分不规则的胎儿心律失常（例如房性或室性的期前收缩）胎心图形也表现为心动过缓。处理慢速型的胎儿心律失常取决于对其病因、心脏结构异常尤其是心房结构异常所进行的准确评估，确定胎儿的宫内状况以及心脏功能。由于产前的胎儿心电图在临床上应用较少，并非所有的心律失常都能在产前确定类型，则需要结合胎心监护和胎儿超声心动结果动态评估及决策。病例 14，突然出现胎心减慢，无连续性的胎心减低，超声心动提示为期前收缩，由于发生频率越来越高，文献提示心动过缓的次数低于 55 次 / 分与不良预后有关，故较积极终止妊娠。胎儿心律失常目前对其终止妊娠的时机及方式并无定论，一般进行个体化处理，心律失常的胎心监护图形临床亦不常见，故收集于此供大家进一步认识。

病例 16（长程胎心监护）

病历简介：28 岁，初产妇，孕 36 周 5 天，孕期规律产检，无妊娠合并症及并发症，主因产检当日胎心监护异常入院。当日 B 超提示 AFI 8.1cm，S/D 2.0，脐带绕颈一周，后壁胎盘。

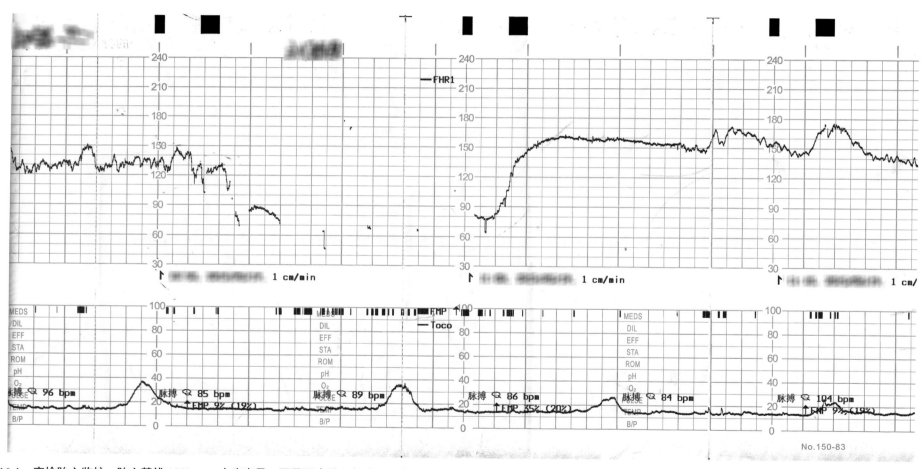

图 16-1　产检胎心监护：胎心基线 130bpm，中度变异，可见两次胎心加速。后出现延长减速，最低至 80bpm，持续 9min，后恢复至基线，恢复后基线水平较前升高至 160bpm，变异减少为轻度，可见两次胎心加速。宫缩曲线可及间隔 6 ~ 7min 的宫缩。

病历简介：延长减速前胎心变异正常，存在胎心加速，减速有胎心基线一过性升高，变异减少，考虑短时间内出现一个暂时的、可逆的脐带血流的完全阻断，但原因不明，再次出现减速的时间以及能否恢复无法预测。需要警惕是否存在远离脐带根部的胎盘早剥或脐带缠绕，遂行长程胎心监护。

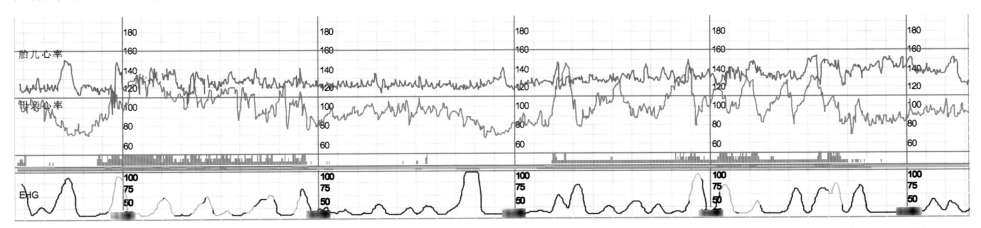

图 16-2a 此为截取的长程胎心监护的一段（走纸速度 1cm/min）：蓝色线为胎心率，绿色线为母体心率，黑色线为子宫肌电图。胎心基线 120～130bpm，中度变异，可见胎心加速，NST 反应型。

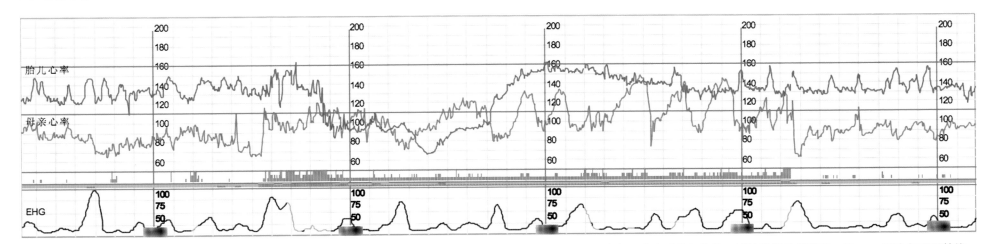

图 16-2b 胎心基线 120～130bpm，中度变异，可见胎心加速，记录到一次延长减速，最低至 70bpm，持续 5min 恢复。减速后胎心基线一过性代偿性升高至 160bpm，后恢复至原基线。

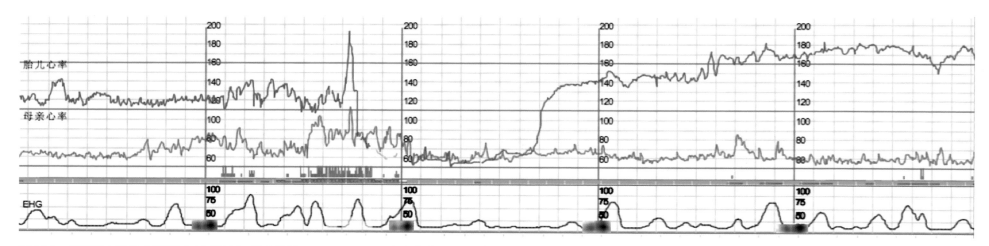

图 16-3　长程胎心监护：可见胎心无减速时，胎心基线 120 ～ 130bpm，中度变异，可见胎心加速。记录到一次延长减速，最低至 70bpm，持续 5min 后恢复，延长减速后部分变异减少。减速后胎心基线一过性代偿性升高至 170 ～ 180bpm，持续 7min，后恢复至基线 130bpm。

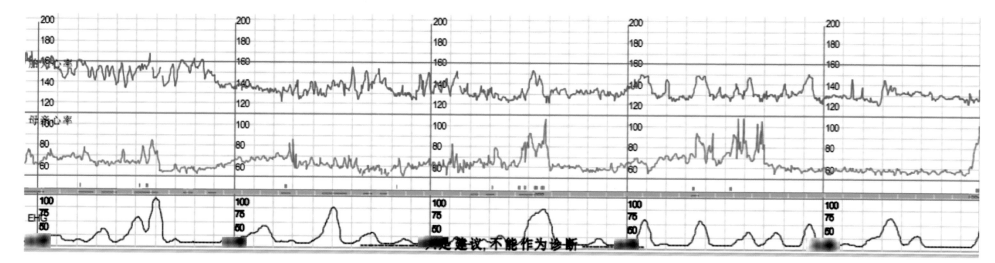

图 16-4　长程胎心监护：胎心基线为 130bpm，中度变异，可见胎心加速。延长减速后的胎心监护为反应型。

病历简介：患者长程胎心监护观察到 4 次胎心自发的延长减速，最长持续 5min。非减速期间，胎心基线、变异及加速均正常。自发减速意义不明，但仍应考虑脐带因素。入院后两天（孕 37 周）复查超声：AFI 7.6cm，脐带绕颈一周，S/D 2.08。考虑羊水过少可能，遂行 OCT 试验了解胎儿宫内储备能力。OCT 试验阳性，急诊行剖宫产。术中见羊水清，脐带隐性脱垂，新生儿 Apgar 评分均为 10 分。

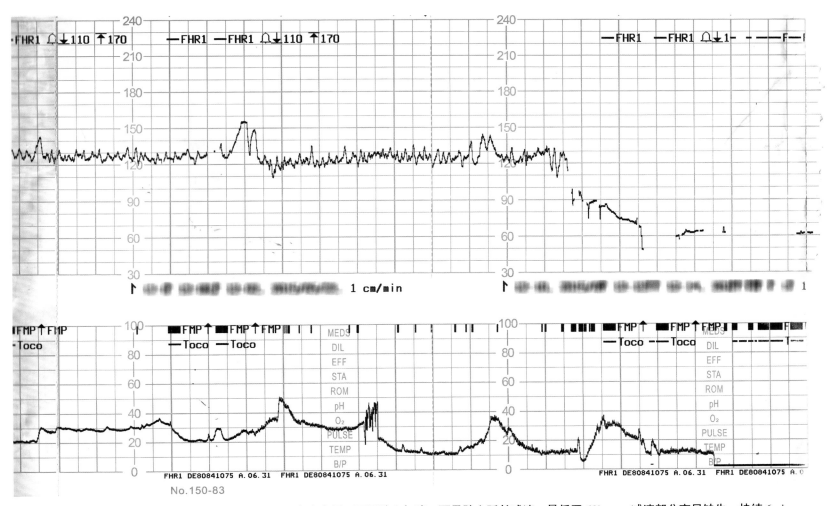

图 16-5　OCT 试验：胎心基线 120～130bpm，中度变异，可见胎心加速，可见胎心延长减速，最低至 60bpm，减速部分变异缺失，持续 6min。

　　病历总结：该病例患者羊水少，产检胎心监护捕捉到 1 次延长减速，持续 9min 后恢复。长程胎心监护捕捉到 4 次延长减速，持续 2.5 ~ 5min，持续时间在 5min 以上的延长减速，减速后期有变异的减少，恢复至基线后有一过性的基线上升，变异减少。非减速期间胎心正常。结果术中所见确实为脐带因素所致，间断的脐带的受压，脐血流完全受阻为延长减速的原因。隐性脐带脱垂进入产程较危险，反复的宫缩，破膜后有脐带脱垂的风险。

病例 17（长程胎心监护）

　　病历简介：35 岁，高龄初产妇，孕期规律产检，既往有胚胎停育病史，早孕期查蛋白 S 66%，孕 34 周查蛋白 S 34%，未特殊治疗。现孕 38 周 2 天，主诉胎动减少 1 天，胎心监护异常入院。

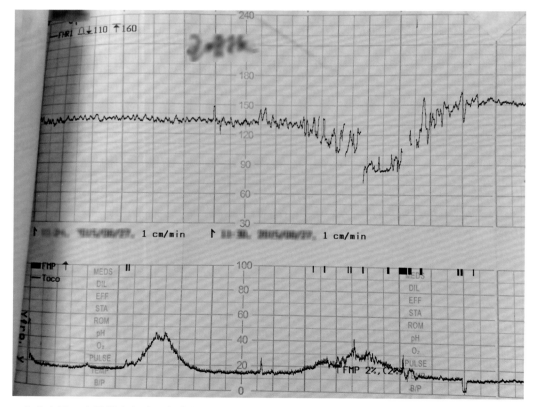

图 17-1　产检胎心监护：胎心基线 130bpm，中度变异，未见胎心加速，与宫缩对应出现一次胎心延长减速，最低至 80bpm，持续 4min 恢复至基线 150bpm，后持续行胎心监护约 1h。

　　病历简介：产检主诉胎动减少，胎心监护出现延长减速，恢复后持续监护 1h，胎心监护反应型。仅凭一次胎心减速难以做出临床决策，行长程胎心监护。长程胎心监护描记两次胎心延长减速，分别持续 2min 及 3min，最低至 60bpm，患者主诉胎动减少，胎心监护多次出现自发的延长减速，考虑不除外脐带因素导致胎儿宫内缺氧，行剖宫产术，术中见羊水清，脐带绕颈一周，脐带真结，脐带扭转 17 圈，子宫腺肌症。新生儿生后无窒息，Apgar 评分均为 10 分。

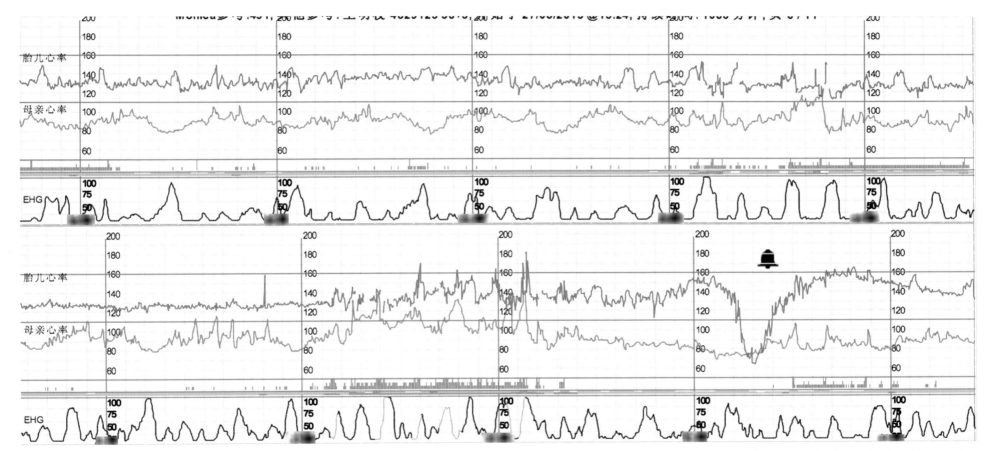

图 17-2　长程胎心监护（走纸速度 1cm/min）：蓝色线为胎心率，绿色线为母体心率，黑色线为子宫肌电图。胎心基线 120 ~ 130bpm，中度变异，可见胎心加速，探及一次胎心减速，最低至 65bpm，持续 2min 恢复。恢复后基线一过性上升至 160bpm。

　　病历总结：该病例为产前检查时出现胎心延长减速，因患者反复主诉胎动少，长程胎心监护监测到多次自发延长减速的出现，遂行剖宫产终止妊娠。术中证实为脐带真结，脐带扭转。脐带因素可导致产前胎心监护出现自发减速，进入产程后，出现胎心异常的可能性高，需手术终止妊娠的可能性大，产前的超声检查常无法明确脐带异常的诊断，长程胎心监护的持续时间可长达20h，可连续地、长时间捕捉胎心变化的细节，给予产前评估更全面的信息。

长程胎心监护图形小结（病例16-17）

　　长程胎心监护目前在临床上并未大范围的普及，北京大学第三医院自2014年引入长程胎心监护以来，目前多用于产前患者的监测，对于反复NST可疑或NST出现自发减速的患者，可获取更长程的胎心信息，以结合传统胎心监护试验更全面地评估胎儿的宫内状况。此两例病例均在产前出现自发的、可恢复的延长减速，减速出现前后持续胎心监测，NST为反应型，长程胎心监护在监测的20h内多次捕捉到再次出现的延长减速，分娩后证实均为脐带因素所致，若进入产程，胎心异常发生的风险增高。但NST间断出现自发延长减速的频率和减速持续时间与分娩结局的关系，以及如何更有效地利用长程胎心监护帮助我们进行临床决策，也是后续研究需要解决的问题。

病例 18 双胎胎心监护（正弦波）

病历简介：27 岁，初产妇，孕期外院规律产检，自然受孕双胎，因 TTTS-IV 期孕 22 周在我院行胎儿镜下胎盘血管激光电凝术。孕 25 周行 OGTT 试验诊断为 GDM。胎儿镜术后定期复查超声提示为受血儿心脏扩大，三尖瓣重度关闭不全。1 天前孕 33 周 2 天，自觉胎动减少入院。

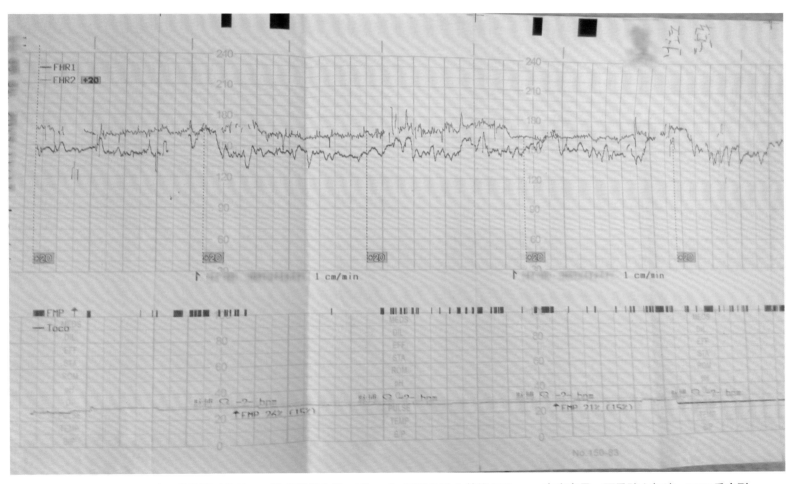

图 18-1 孕 32 周 NST（双胎儿同时监护，二胎儿基线自动 +20bpm）：双胎儿胎心基线 130bpm，中度变异，可见胎心加速，NST 反应型。

　　病历简介：入院当日急诊行 B 超检查，提示一胎儿（供血儿）相当于 31 周 5 天，二胎儿（受血儿）相当于 34 周 4 天，胎死宫内。存活胎儿胎心监护呈正弦波，考虑胎儿窘迫，急诊行剖宫产术终止妊娠。术中见一胎儿为供血儿，羊水 I 度，Apgar 评分 1min9 分，5min 及 10min 均为 10 分，贫血貌，延迟结扎脐带并经脐带血回输，脐静脉血气分析 pH 为 7.32。二胎儿为受血儿，死胎，全身水肿，腹部膨隆。活产儿转儿科，查血常规，HGB 86g/L，间断输血治疗，住院期间无明显神经系统异常表现，脑电图大致正常。

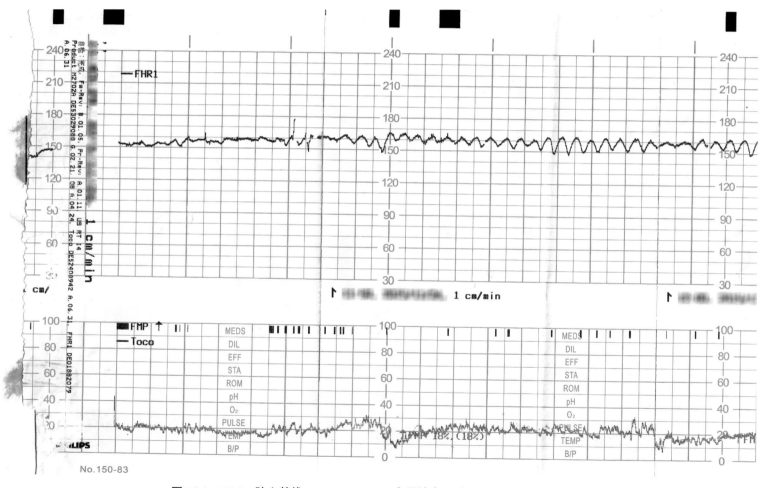

图 18-2　NST：胎心基线 150 ~ 160bpm，变异缺失，后 13min 呈正弦波图形。

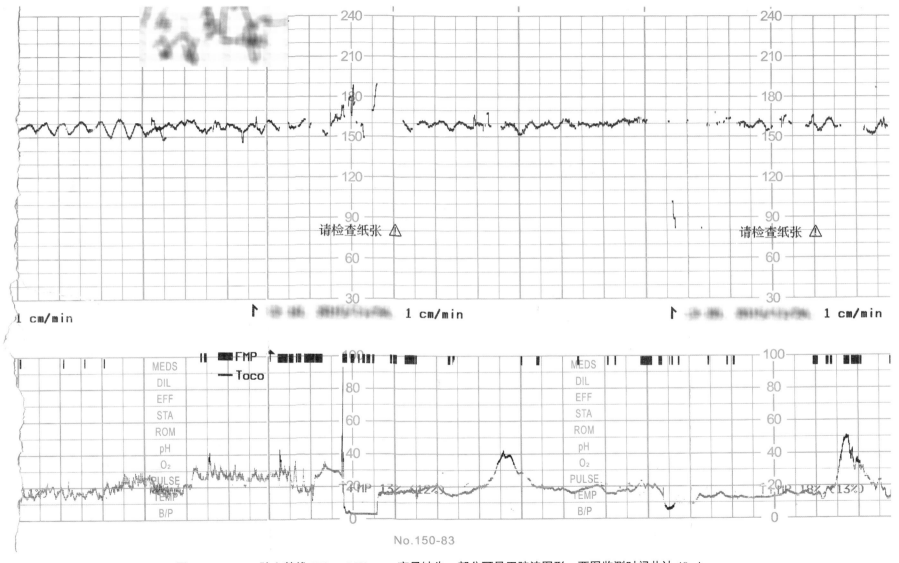

图 18-3　NST：胎心基线 150 ~ 160bpm，变异缺失，部分可见正弦波图形。两图监测时间共计 40min。

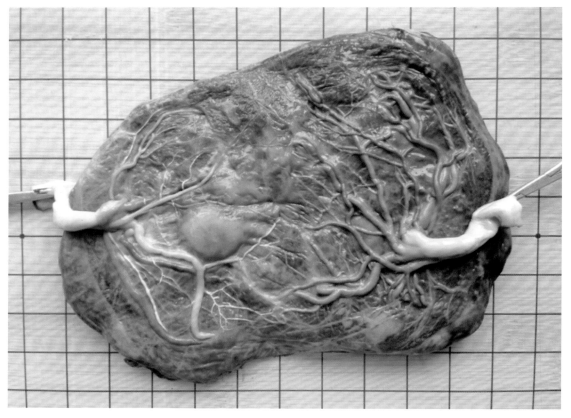

图 18-4　生后胎盘灌注图
（血管灌注呈红绿色的为受血儿，胎盘子面双胎儿血管交通处可见散在的电凝瘢痕）

　　病历总结：指南中对正弦波图形描述为胎心基线呈平滑正弦波摆动，其频率固定为 2 ～ 5 周期 / 分，持续时间 > 20min。主要见于胎儿慢性缺氧，少见于胎儿水肿、贫血、RH 血型不合。需注意动态观察，有无其他缺氧图形的出现。该患者为单绒毛膜双羊膜囊双胎，并发 TTTS- Ⅳ期，胎儿镜术后，术后可能残留细小的吻合血管，受血儿胎死宫内后，供血儿血流动力学发生改变，导致存活胎儿快速失血，引发重度贫血，此时胎心监护图形明显发生变化，呈正弦波图形，孕周已近 34 周，故积极终止妊娠。

病例 19（双胎妊娠，sIUGR，一胎胎死宫内）

病历简介：22 岁，初产妇，孕 32 周 1 天。孕期不规律产检，自然受孕双胎，早孕期末行绒毛膜性诊断，孕 22⁺ 周外院 B 超提示一胎儿宫内发育迟缓，脐动脉舒张期血流消失。孕 30 周转诊我院，B 超提示单绒毛膜双羊膜囊，停经 30 周，一胎儿相当于 25 周，脐动脉舒张期血流持续消失，二胎儿相当于 29 周 3 天，诊断为 sIUGR-II 型。现孕 32 周 1 天，主诉胎动减少，B 超提示一胎儿胎死宫内入院。

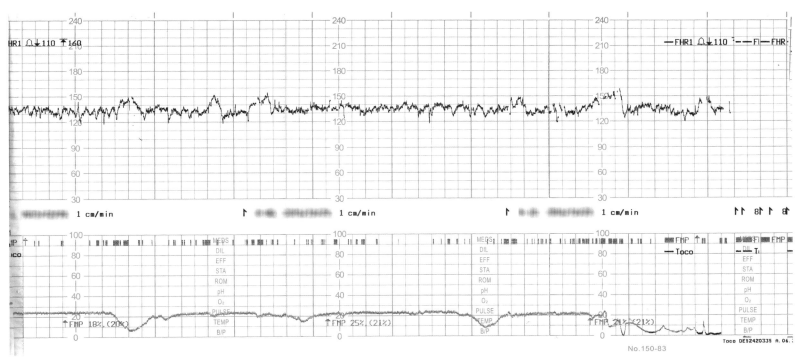

图 19-1　存活胎儿 NST：胎心基线 140bpm，中度变异，可及胎心加速，NST 反应型，提示胎儿宫内情况良好。

病历简介：因为单绒毛膜双羊膜囊双胎，一胎儿胎死宫内，血流动力学改变，存活胎儿可能出现脑损伤，遂密切监测胎心，并行 B 超测量 MCA-PSV 为 54.5cm/s，无增高。

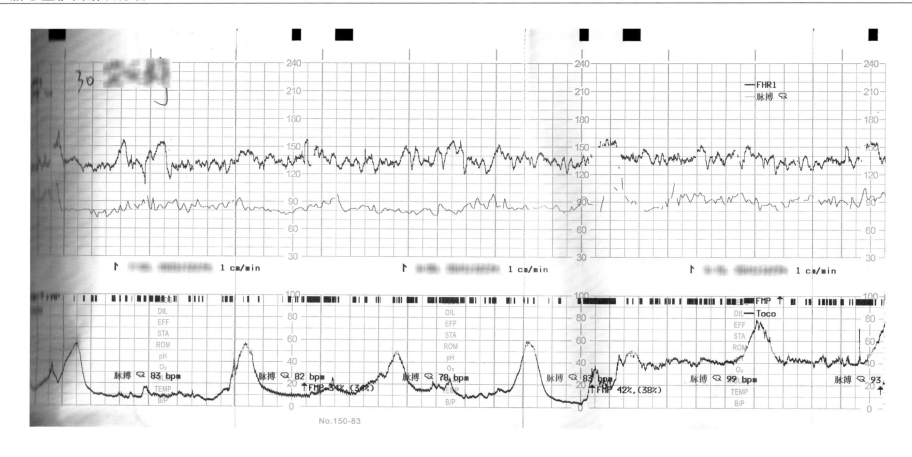

图 19-2　存活胎儿 CST：胎心基线 130bpm，中度变异，可见胎心加速。宫缩曲线可见自发宫缩，间隔 5 ~ 6min，CST 阴性。

　　病历总结：连续两日监测存活胎儿胎心变化，胎心均为反应型，超声亦无异常发现，遂在严密监测下继续妊娠。于孕 33 周 5 天早产临产，剖宫产分娩，新生儿早产，呼吸困难转 NICU 治疗后出院。因单绒毛膜双胎一胎胎死宫内后，存活胎儿有血流动力学改变，出现脑损伤的可能性。故需严密监护存活胎儿的宫内情况，胎心监护是简单易行的手段，对于排除急性缺氧事件的作用比较显著，在预测胎儿脑损伤方面，胎心监护的作用尚不明确，需同时结合 B 超对大脑中动脉血流速度测定，综合评估胎儿宫内情况及终止妊娠时机。对比病例 18 可以看出，同为单绒毛膜双羊膜囊双胎，伴有不同类型的并发症，均出现大孕周的一胎胎死宫内的情况，当出现胎儿严重贫血导致胎儿窘迫时，胎心监护的变化明显不同，以提供临床对单绒毛膜双胎不同并发症一胎胎死宫内情况的处理。

病例 20（双胎妊娠，sIUGR，一胎儿持续舒张期血流消失至 34 周分娩）

病历简介：32 岁，初产妇，孕 32 周，头 / 头，双胎妊娠（单绒毛膜双羊膜囊），sIUGR- Ⅱ 型。孕期规律产检，自然受孕双胎，早孕期确定绒毛膜性为单绒毛膜双羊膜囊，孕 16 周超声发现一胎儿脐动脉舒张期血流持续性消失。患者拒绝减胎，入院待产。孕 32 周 1 天超声提示一胎儿位于左下，相当于 29 周 4 天，脐动脉舒张期血流持续性消失，二胎儿位于右上方，相当于 31 周 4 天。两胎儿体重相差 36.9%。孕 32 周 4 天 B 超提示一胎儿（生长受限，脐血流异常）静脉导管 a 波消失，但胎动好，双胎儿胎心监护均为反应型。严密监测下继续妊娠。

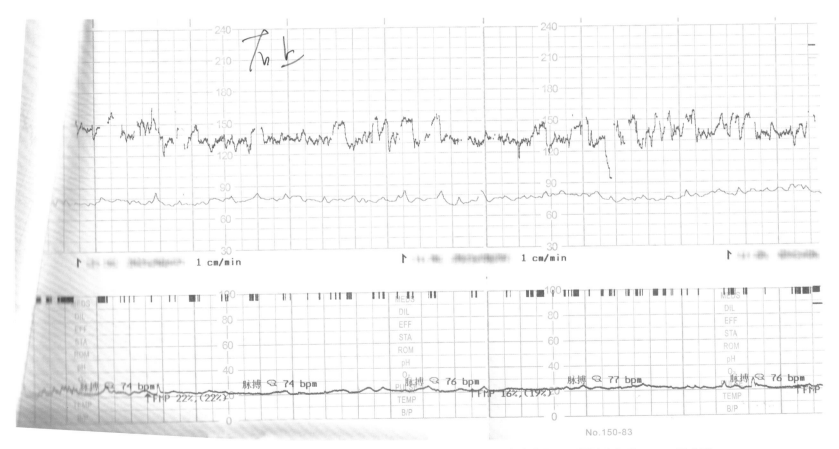

图 20-1 二胎儿（体重符合孕周）孕 32 周 4 天 NST：胎心基线 130bpm，中度变异，可见胎心加速，NST 反应型。

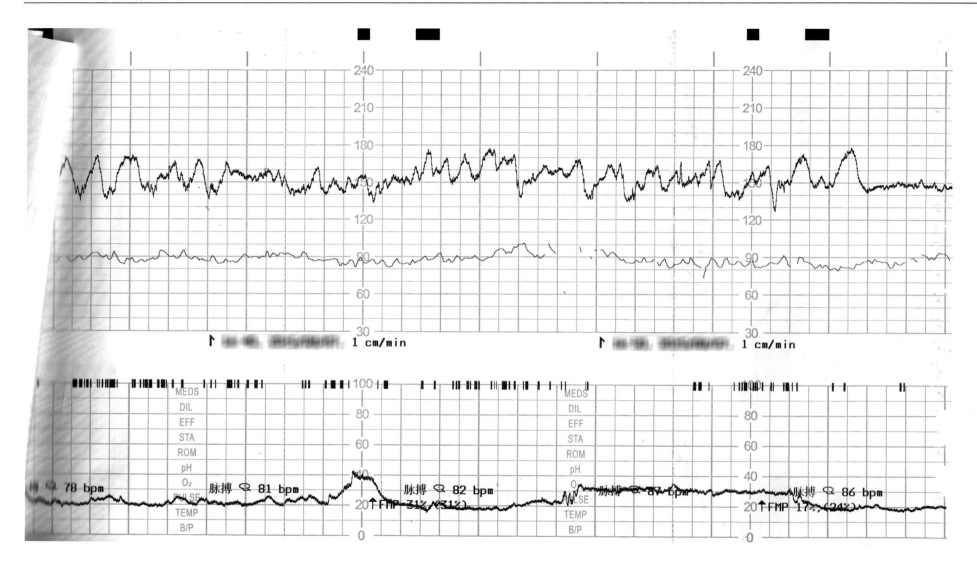

图 20-2 一胎儿（生长受限，脐血流异常）孕 32 周 4 天 NST：胎心基线 140 ~ 150bpm，中度变异，可见胎心加速，NST 反应型。

病历简介：患者每日行 3 次胎心监护，每次 30 ～ 40min，入院后第 6 天（孕 32 周 6 天）生长受限，脐血异常，胎儿出现胎心减速。每日均可监测到一次发育受限胎儿胎心减速。入院后第 11 天（孕 33 周 4 天）生长受限胎儿在 30min 的监测中出现 4 次胎心减速，最低至 90bpm，持续最长 40s，延长监护 1h 胎心均为反应型，患者拒绝剖宫产。入院后第 12 ～ 14 天，生长受限胎儿每天 3 次监护中有 2 次出现此前类似的减速，入院后 2 周（孕 34 周），行剖宫产终止妊娠。一胎儿（生长受限）1500g，二胎儿（生长符合孕周）1870g，胎盘为单绒毛膜双羊膜囊，一胎儿脐带帆状附着。双胎儿 Apgar 评分均为 10 分，因早产转 NICU 后治疗出院。随访至生后 5 个月，双胎儿发育均正常。

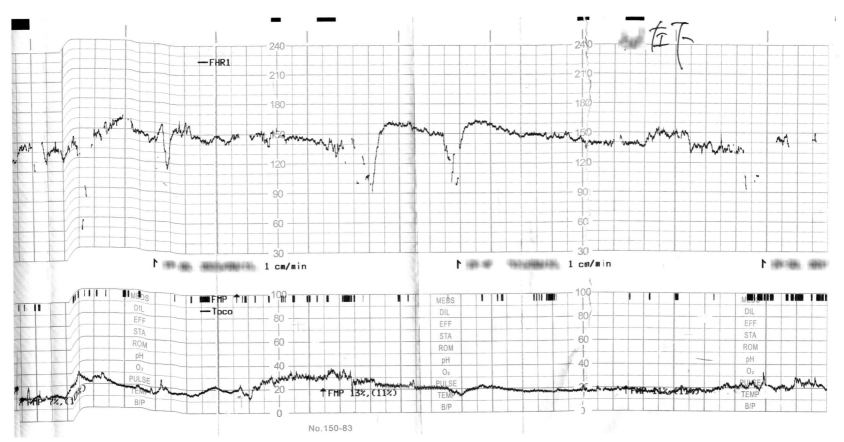

图 20-3　一胎儿（生长受限，脐血流异常）孕 33 周 5 天 NST：胎心基线 140 ～ 150bpm，中度变异，可见胎心加速，同时可见两次自发胎心减速，最低至 90bpm，迅速下降，迅速上升，持续 30s，减速后基线上抬至 160bpm，变异较前下降。

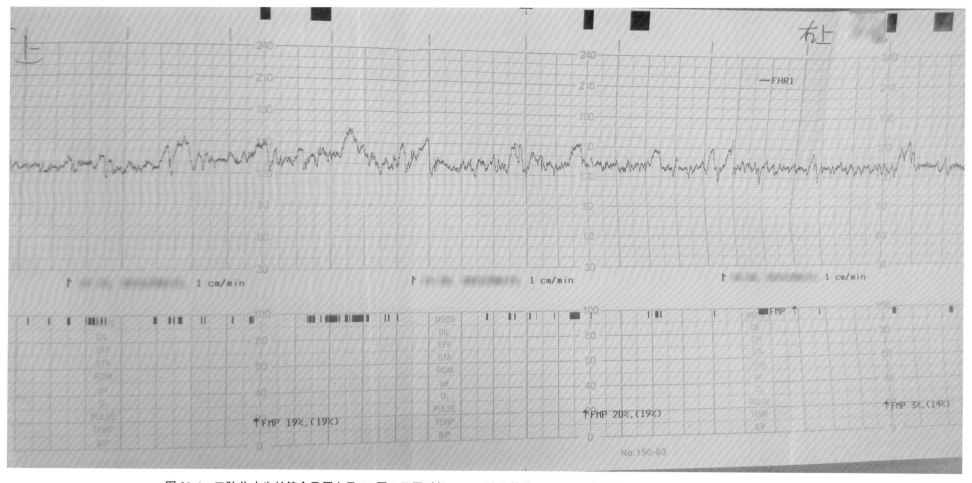

图 20-4　二胎儿（生长符合孕周）孕 33 周 5 天同时行 NST：胎心基线 130bpm，中度变异，可见胎心加速，NST 反应型。

病历总结：患者为单绒毛膜双羊膜囊双胎，孕 16 周出现一胎儿舒张期脐血流消失，孕期一胎胎死宫内风险极高，孕 32 ～ 33 周期间血流仍无恢复，胎心监护出现多次胎心自发减速，且出现频率逐渐增加，由于突发的胎死宫内事件无法预测，故胎心监护虽然不能准确预测胎儿宫内情况，但仍为我们评估甚至决策终止妊娠的时机提供了依据。

双胎妊娠胎心监护图形小结（病例 18-20）

本书中总结了 3 例双胎妊娠的胎心监护图形，涉及 2 例复杂双胎一胎胎死宫内后存活胎儿的监测以及复杂双胎，一胎儿出现脐血流异常的胎心监测。病例 18 诊断为 TTTS- Ⅳ 期，一胎胎死宫内，病例 19 诊断为 sIUGR- Ⅱ 型，一胎胎死宫内，病例 20 诊断为 sIUGR- Ⅱ 型。由于复杂双胎有其独特的妊娠并发症，且发生一胎胎死宫内后的存活胎儿与死胎之间的血流动力学发生改变的机制也不尽相同，并不甚明确，因此，在 TTTS 以及 sIUGR 中，其胎心的表现是有不同变化的。而对于选择性生长受限胎儿，生长受限儿在孕期的监测手段也极为有限，除了定期的超声对生长指标、脐动脉以及大脑中动脉的血流进行监测外，胎心监护是可获得的最直接、最快捷的监测手段，也在复杂双胎的孕期监测中提供了辅助了解胎儿宫内情况的信息。

第二章　产时胎心监护图形

产时胎心监护的图形变化多样，目前多用美国妇产科学会（ACOG）2010 年提出的产时胎心监护指南对图形进行分类并解读，国外文献显示产时胎心监护的图形 80% ~ 97% 为Ⅱ类图形，Ⅱ类图形的处理方法需结合患者的临床情况通过反复的胎心监测以及动态的评估决定下一步处理。因此，临床实践中，Ⅱ类图形的解读和处理也是难点。产时胎心的减速是其图形最大的特点，最常见的为变异减速及延长减速，结合临床病历，我们将在本章进行产时胎心监护图形分析和解读。

第一节　延长减速（病例 21-23）

第二节　短间隔反复性减速（病例 24-26）

第三节　其他（病例 27-30）

病例 21（产程中的延长减速、减速面积大）

病历简介：30 岁，初产妇，孕期规律产检，合并甲状腺功能减退，用左甲状腺素钠（优甲乐）控制，甲状腺功能正常。现孕 39 周 6 天，B 超提示羊水指数 7.5cm 入院。

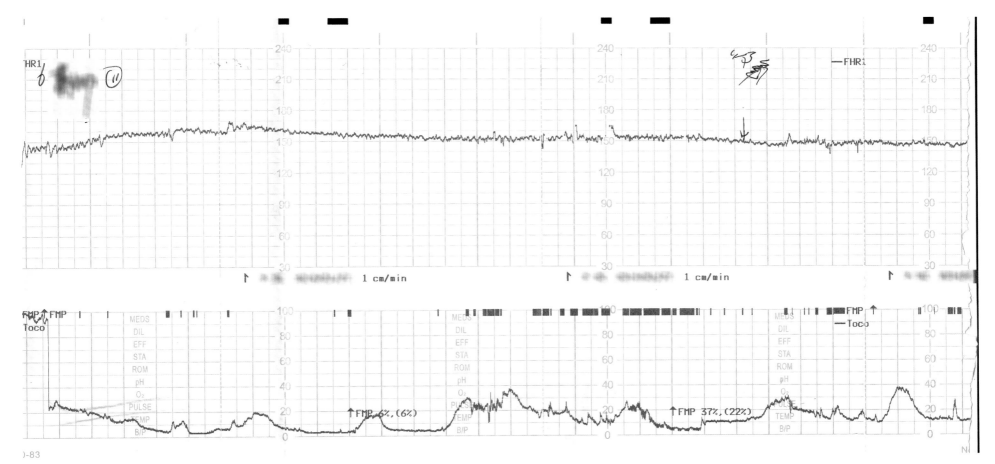

图 21-1　入院 CST：胎心基线 150 ~ 160bpm，轻度变异，无胎心加速及减速，宫缩曲线可见间隔 3 ~ 5min 的宫缩。

　　病历简介：胎心监护 20min 无胎心加速，变异轻度，胎儿可能处于睡眠周期，但该病例 B 超提示羊水偏少，需要警惕孕晚期胎盘功能下降所致胎儿宫内窘迫，予吸氧的同时延长胎心监护时间。

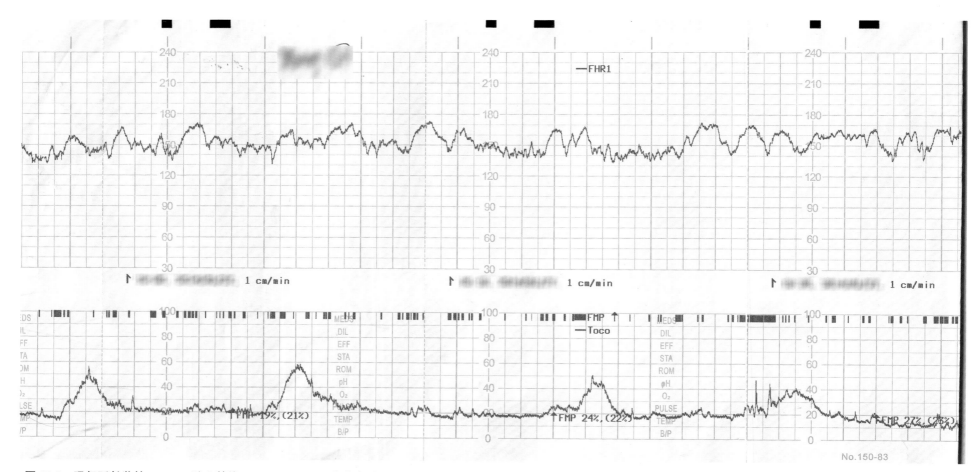

图 21-2　吸氧延长监护，CST：胎心基线 140 ～ 150bpm，中度变异，可见胎心加速，宫缩曲线可见 5 ～ 8min 的宫缩。提示监护初期胎儿处于睡眠周期，胎儿宫内储备能力尚可。

病历简介：宫颈评分为 6 分，因羊水过少引产，缩宫素点滴引产中行胎心监护监测胎心。

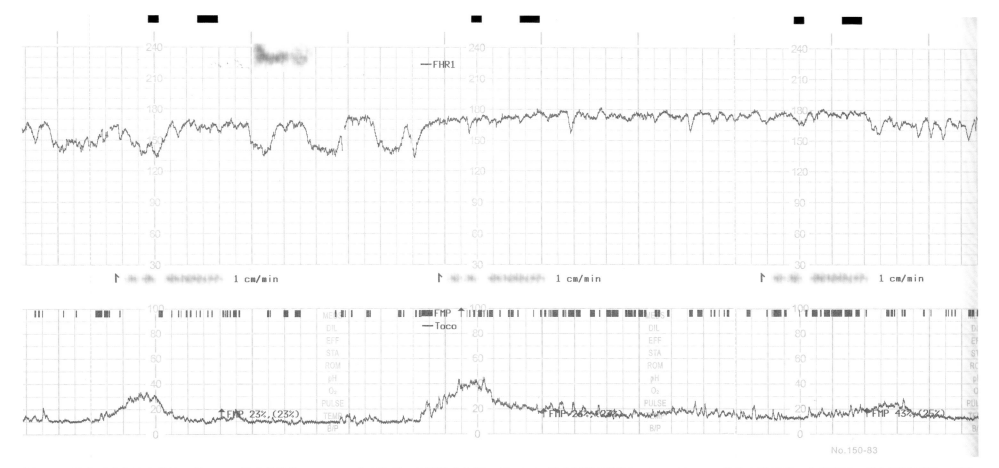

图 21-3 引产过程中胎心监护：前 12min 胎心基线为 150bpm，中度变异，可见胎心加速。后 18min 胎心基线升高至 170～180bpm，胎儿心动过速，中度变异，无加速及减速，宫缩曲线可见间隔为 10min 的宫缩。

病历简介：引产过程中出现胎儿心动过速，羊水少，行人工破膜了解羊水性状，羊水清。破膜后自然临产，产程进展顺利，下图为宫口开 3cm 后的胎心监护图形。

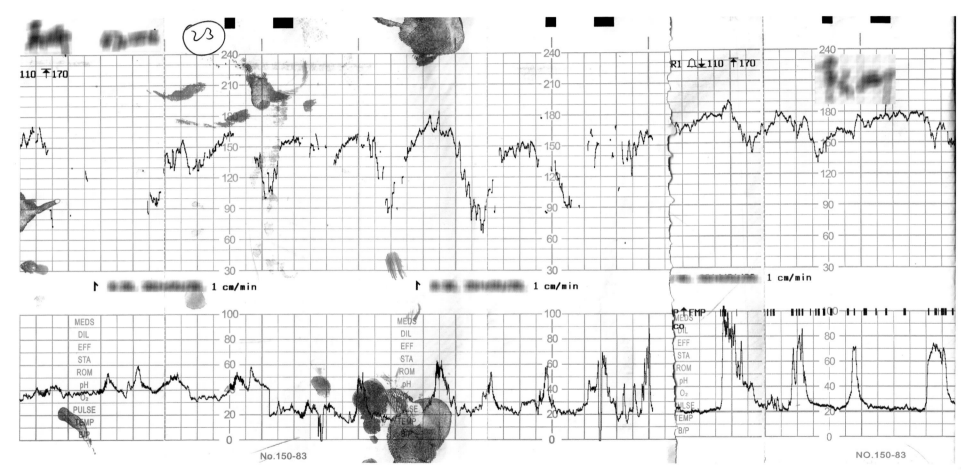

图 21-4　产程中 CST：胎心基线 150 ~ 160bpm，中度变异，频发变异减速，最低至 70bpm。宫缩过频，间隔 1.5min。

病历简介：进入活跃期后宫缩过频，胎心频发变异减速。40min 后患者进入第二产程，分娩前出现延长减速，考虑胎儿窘迫，会阴侧切后迅速娩出胎儿，分娩时羊水清，新生儿生后 Apgar 评分 1min8 分，5min9 分，10min9 分，分娩时查脐动脉血气 pH 7.11，新生儿转入 NICU 进一步治疗，预后良好。

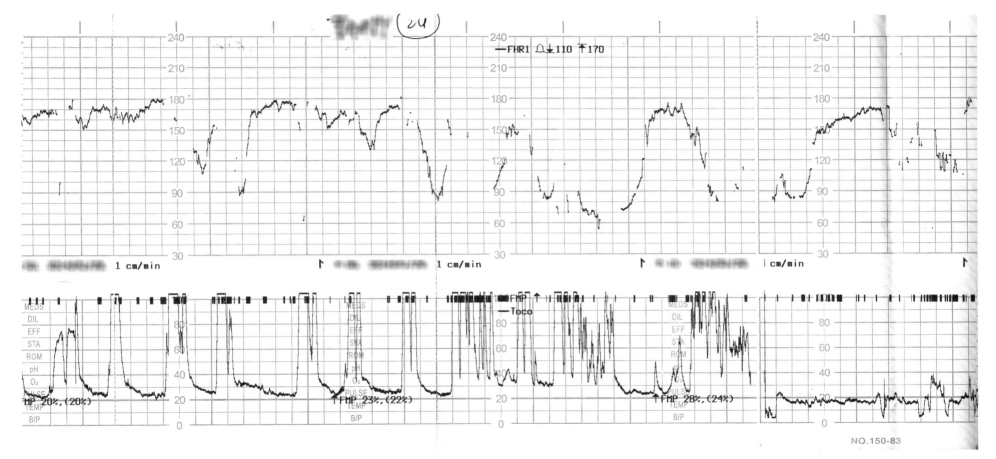

图 21-5 分娩前 CST：胎心基线升高至 160 ~ 170bpm，胎心出现多次延长减速，最低至 70bpm，且持续时间长达 3 ~ 4min，减速部分变异缺失。宫缩过频，间隔 1 ~ 2.5min。

病历总结：该病例展示了产程中胎儿缺氧的胎心监护图形的动态变化，患者进入活跃期后产程进展较快，宫缩过频，出现频发的变异减速，减速后胎心基线一过性升高，为胎儿缺氧初期的代偿反应。频发的变异减速后出现延长减速，减速部分变异缺失，单位时间内减速面积不断增大，预示缺血缺氧的严重程度不断加重。而基线变化提示胎儿正由酸碱平衡正常逐渐向酸中毒发展。

病例 22（产程中的延长减速）

病历简介：29 岁，初产妇，孕期规律产检，无妊娠合并症及并发症。现孕 39 周 6 天，因临产入院。临产 4h 后宫口开 3cm，下图为活跃期初期的胎心监护图。

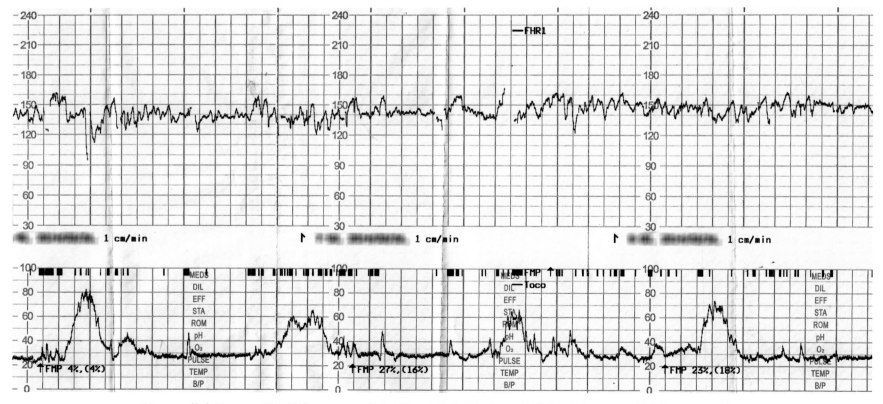

图 22-1　临产后 CST：胎心基线 140bpm，中度变异，可见胎心加速。宫缩曲线可及间隔 6min 的宫缩。CST 阴性。

病历简介：入院后监测产程进展，因两小时宫口无进展，仍开 3cm，行人工破膜，羊水清，后进展顺利。下图为宫口近开全时的胎心监护，此时 S+2cm，羊水清。行第二产程胎心监护出现两次延长减速，行会阴侧切娩出胎儿，羊水清，胎盘脐带未见异常，新生儿 1minApgar 评分 9 分（肌张力 -1 分），5min10 分，10min10 分。脐动脉血气 pH 7.23，BE-6.0mmol/L。

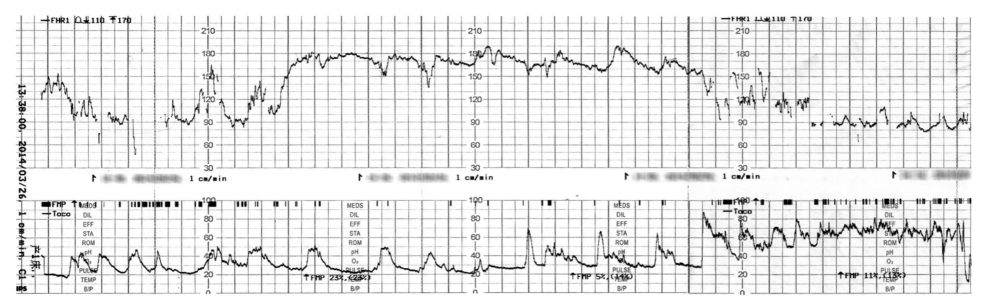

图 22-2　宫口近开全后 CST：出现延长减速，最低至 90bpm，持续 7min 后恢复至 180bpm，后基线逐渐压低至 120～150bpm，至分娩前再次出现胎心延长减速至 90bpm，持续 7min。

　　病历总结：此为分娩前的延长减速图形，延长减速是胎儿宫内储备能力下降的一个表现，多与一些产科急性事件相关（如胎盘早剥、脐带脱垂、子宫破裂等），该病例第二产程延长减速后胎心虽然恢复，但出现胎心基线的升高，实际为胎儿对缺氧事件进行代偿，仅出现两次 7min 的延长减速，新生儿分娩后脐动脉 pH 7.23，接近正常值低限，此时若不迅速娩出胎儿，脐动脉血气有进一步下降演变为酸中毒的可能。分娩后应仔细检查胎盘脐带，不除外隐性的脐带脱垂或者边缘的胎盘早剥，甚至部分胎盘边缘血管破裂等，查找始因，才利于以后的预防。

病例 23（延长减速、胎儿心动过速）

病历简介：28 岁，初产妇，孕期规律产检，无妊娠并发症及合并症。现孕 41 周，入院引产。引产后临产，产程进展顺利。下图为宫口近开全时胎心监护。

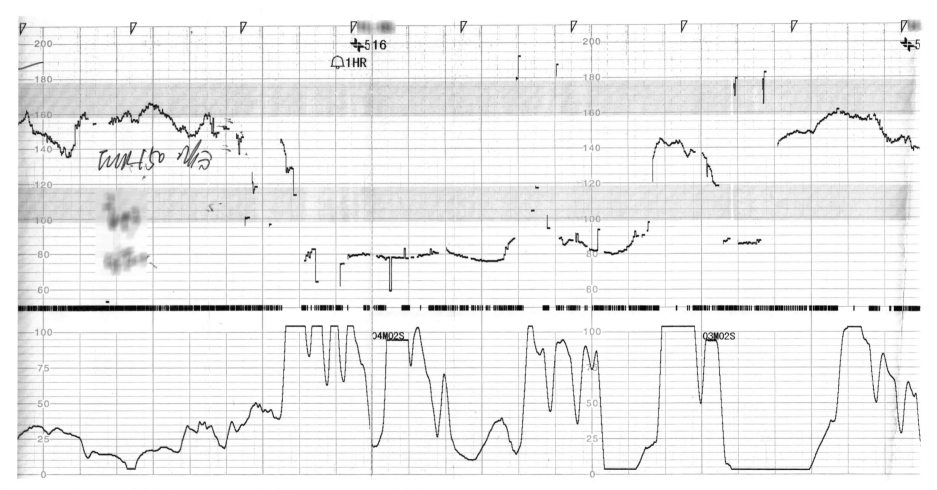

图 23-1　宫口近开全 CST（走纸速度 3cm/min）：胎心基线 140 ~ 160bpm，中度变异，可见一延长减速，最低至 75bpm，持续 3.5min 恢复至 140bpm，减速部分变异缺失。延长减速恢复至 140bpm 后持续半分钟，再次出现变异减速，最低至 85bpm，持续半分钟恢复，基线上升至 160bpm，变异缺失。宫缩曲线提示减速期间宫缩较频繁，宫缩间隔 1.5 ~ 2min。

病历简介：持续胎心监护，密切监测胎心，观察产程进展。

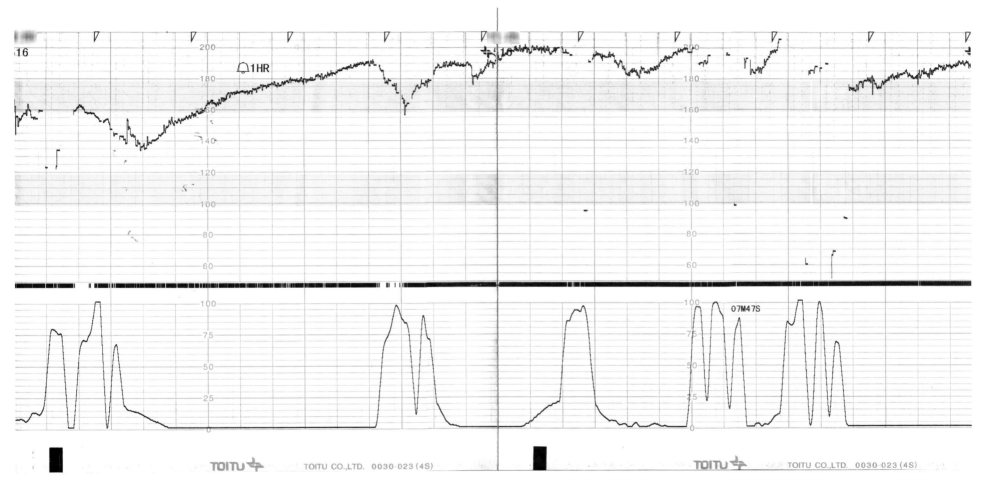

图 23-2 CST：胎心基线较前逐渐上升，波动至 180 ～ 200bpm，轻度变异，无胎心加速，可见胎心减速，减速幅度 20 ～ 30bpm。宫缩曲线可及间隔 1.5 ～ 3.5min 的宫缩。

病历简介：宫口近开全胎心延长减速后，胎心基线上升出现胎儿心动过速，胎儿呈现代偿状态，表现为升高心率代偿血供受阻。此时需结合临床情况分析胎儿血供受阻的原因，是否为可逆转因素以及经阴道分娩的时限和可能性，以决定下一步处理。持续监测 30min，胎心仍心动过速，宫口近开全，S+1.5cm，持续性枕横位，考虑胎儿窘迫，短时间无法经阴道分娩，剖宫产终止妊娠。术中见羊水清，脐带胎盘未见明显异常，新生儿生后 Apgar 评分为 1min5 分，5min8 分，10min10 分，轻度窒息转 NICU 查血气分析为 pH 7.17，BE −12mmol/L，诊断代谢性酸中毒，无明显神经系统症状及异常体征。

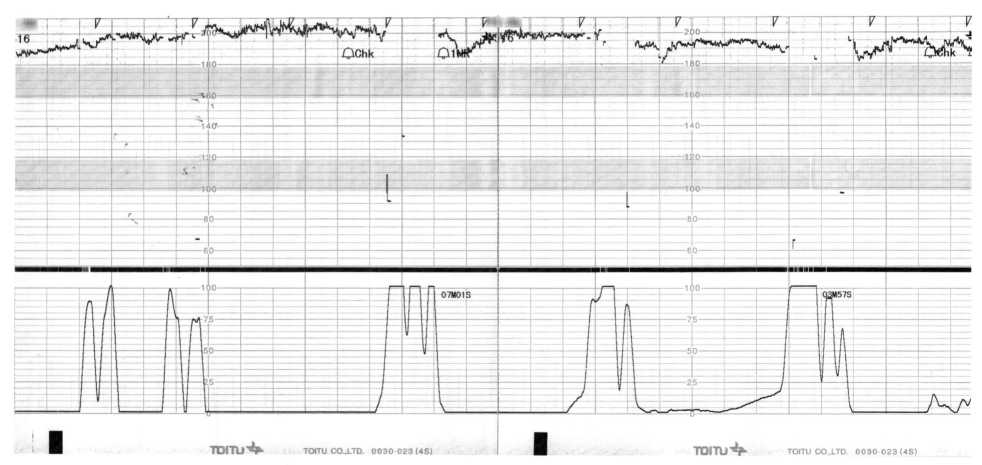

图 23-3　CST：胎心心动过速，胎心基线波动在 190 ～ 200bpm，轻度变异，无胎心加速及减速。宫缩间隔 2 ～ 3min。

　　病历总结：此病例为分娩前的延长减速及代偿期的胎儿心动过速，伴胎心基线变异减少。可见分娩前胎儿还处于代偿状态，因此，分娩时虽然出现了轻度窒息和酸中毒，但转入 NICU 后未出现缺血缺氧性脑损伤的表现。若任由产程继续，由代偿状态转为失代偿状态则可能造成不可逆的损伤。

产时胎心延长减速的图形小结（病例 21-23）

　　产时胎心延长减速可出现在产程的各个阶段，本书总结的 3 个病例均为近分娩前出现的延长减速。延长减速可由反复的变异减速演变而来，也可孤立出现，延长减速之后有的仍能恢复正常，有的则出现胎儿心动过速，出现胎儿代偿状态，最后向失代偿方向发展。在除外产时的急性事件（如羊水栓塞、胎盘早剥、脐带脱垂、子宫破裂、强直宫缩等）后，出现延长减速要结合产程进展的情况，减速前后的胎心变化进行处理，尤其要注意延长减速的胎心最低点、持续时间以及减速部分的变异性是否有减低，这些相关的图形特点都提供给我们更多以进行胎儿宫内状况的评估信息。

病例 24（短间隔反复性减速）

病历简介：35 岁，高龄初产妇，孕期规律产检，合并甲状腺功能减退，口服左甲状腺素钠（优甲乐），监测甲状腺功能正常。孕 40 周 1 天，B 超提示 AFI 6.2cm，考虑羊水过少可能入院，后自然临产。

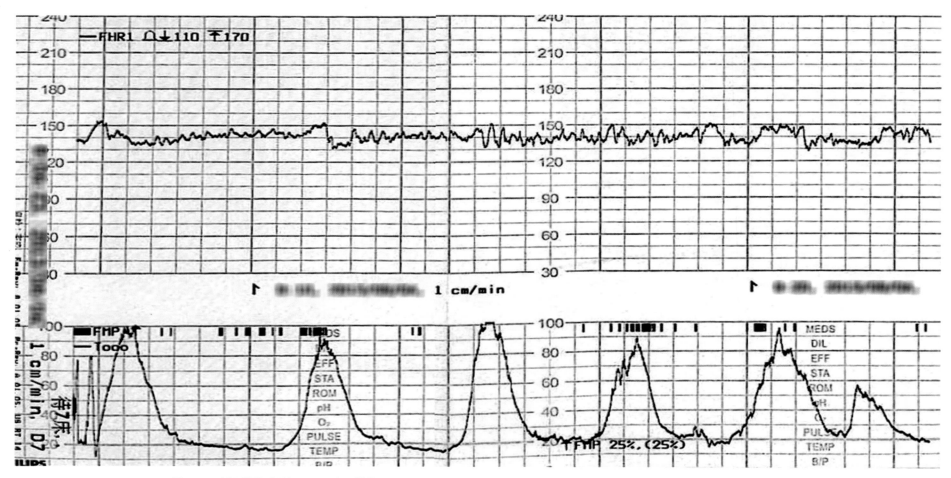

图 24-1 活跃期初期的 CST：胎心基线 130 ~ 140bpm，中度变异，加速 10 ~ 15bpm，持续时间 > 15s，CST 阴性。

病历简介：因活跃期两小时无进展，行人工破膜，羊水清。破膜后 1h 因宫缩乏力，予缩宫素点滴加强宫缩。宫口开 4～5cm 停缩宫素。

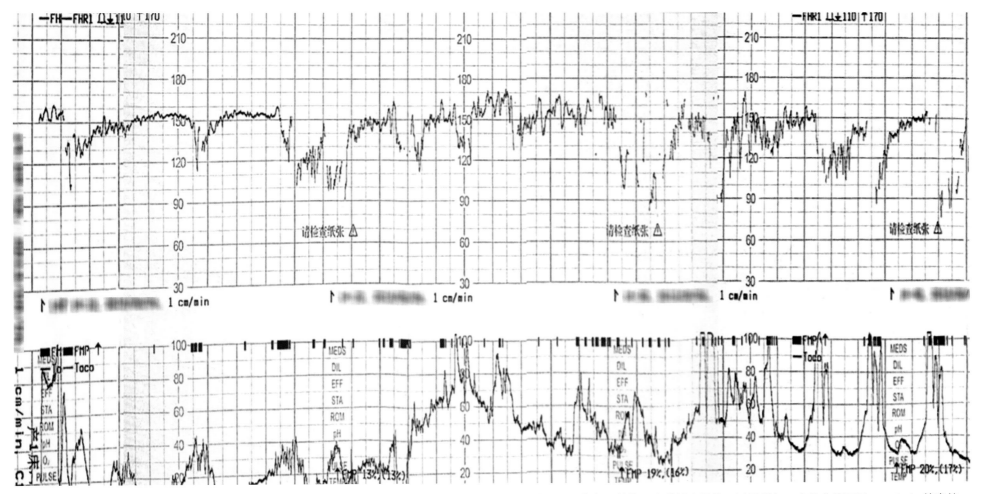

图 24-2 宫口近开全后 CST: 胎心基线 150～160bpm，中度变异，可见变异减速，最低至 90bpm，减速后可恢复至基线，有基线变异的一过性增加。宫缩曲线可见 2～3min 的宫缩。

病历简介：接近第二产程，监测产程进展，持续胎心监护至分娩，分娩时羊水清，新生儿 Apgar 评分 1min、5min 及 10min 均为 10 分，脐动脉血气分析 pH 7.16。

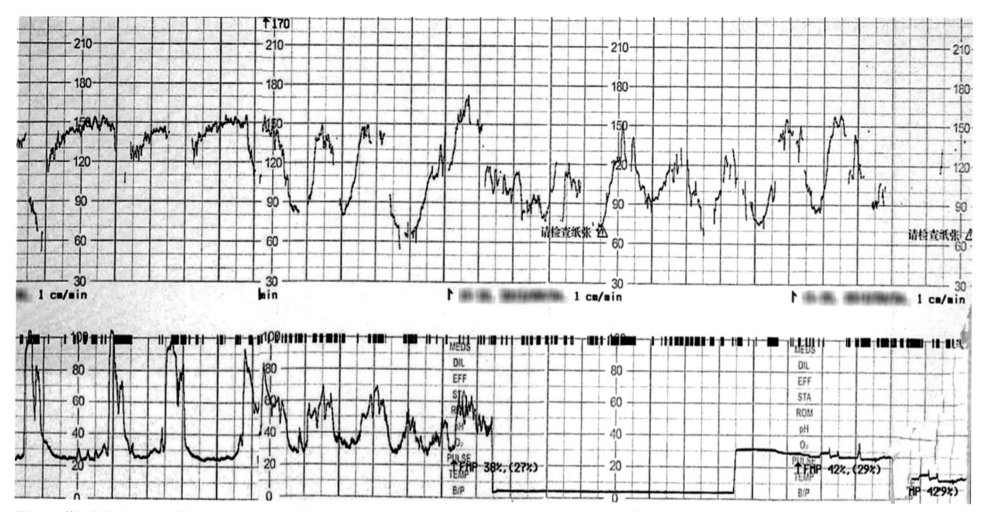

图 24-3　第二产程 CST：胎心基线 150bpm，前 6min 基线中度变异，后 17min 胎心频发变异减速，减速之间间隔不足 1min，几乎无恢复至基线的时间，减速部分曲线平滑，变异减少甚至缺失，减速最低至 60bpm。

病历总结：此种减速我们称为短间隔反复性减速，具体定义见备注。由于恢复至基线的时间极短，留给胎儿调整酸碱平衡的时间短，故容易出现胎儿缺氧酸中毒。此种减速持续仅 17min，新生儿娩出后评分均正常，但 pH7.16 表示已有酸中毒的变化，此种减速的长时间反复出现是提示胎儿宫内状况不良的信号，宜积极处理，尽快娩出胎儿。

备注：短间隔反复性减速的示意图：

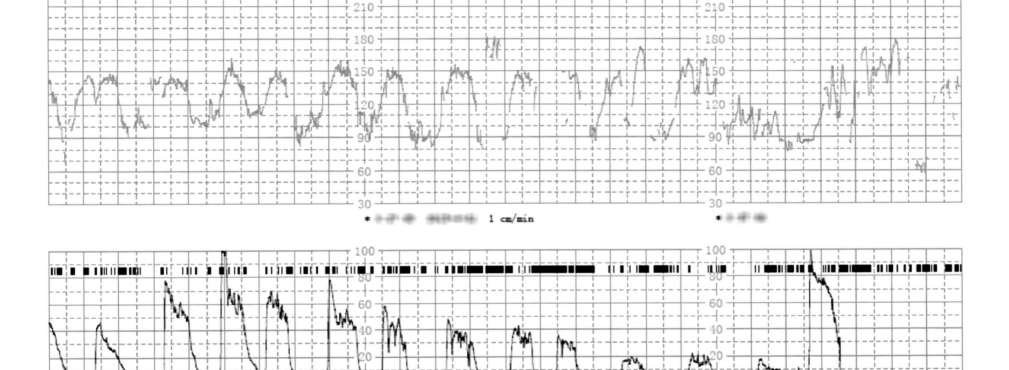

图 24-4　20min 内出现反复减速（50% 以上的宫缩伴减速），且减速之间的间隔（即前一个减速结束至下一个减速开始的时间）≤ 60s 者占 50% 以上，称为短间隔反复性减速。

病例 25（短间隔反复性减速）

病历简介：30 岁，初产妇，孕期规律产检，孕期无合并症，孕 40 周 4 天，临产入院。

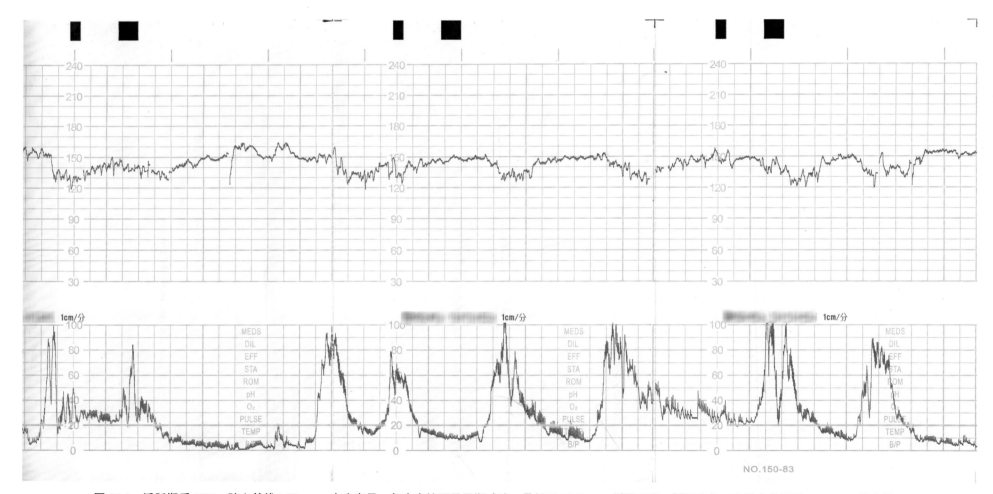

图 25-1　活跃期后 CST：胎心基线 150bpm，中度变异，每次宫缩可见早期减速，最低至 120bpm，缓慢下降，缓慢恢复。宫缩曲线可及 2 ～ 6min 的宫缩。

病历简介：继续观察产程进展，因诉有大便感，查宫口开 7cm，S+1cm，胎膜已破，羊水清。因疼痛剧烈，产妇喊叫，扭动，并不断坐起用力。

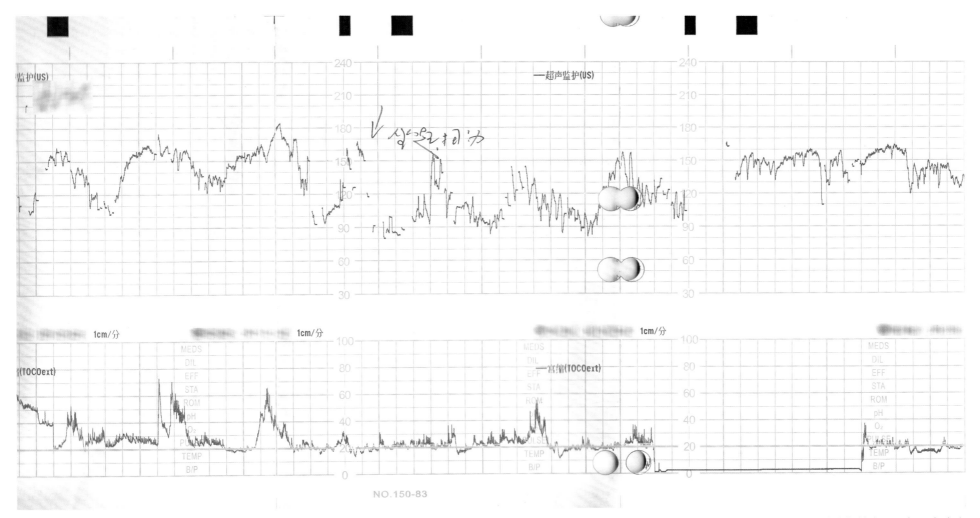

图 25-2 宫口开 7cm 的 CST：胎心基线 150～160bpm，中度变异，胎心变异减速，最低至 80～90bpm，可恢复至基线 150bpm。图形中间一段显示胎心减速频繁出现，每两次减速之间恢复基线的持续时间不足 30s。宫缩曲线描记不满意。

病历简介：安抚产妇后，其不再主动用力。胎心监护图形较前有所恢复。

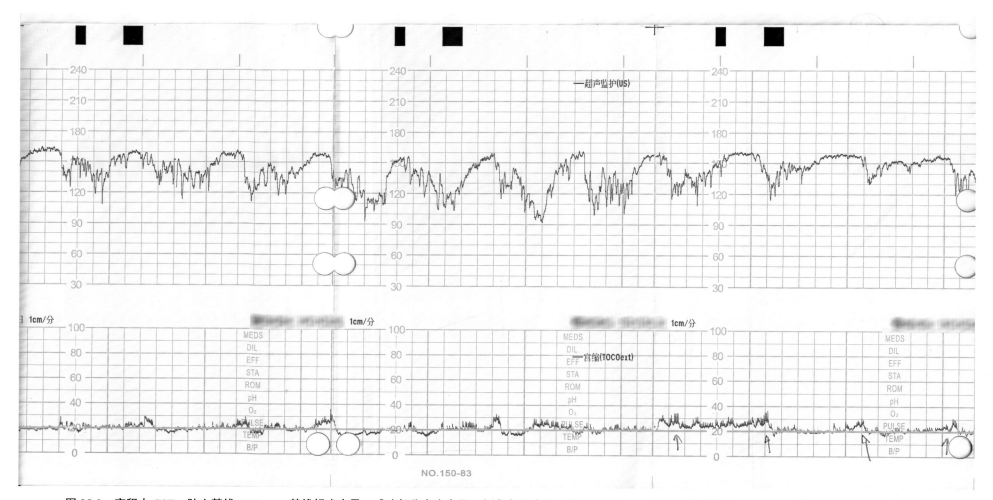

图 25-3　产程中 CST：胎心基线 160bpm，基线轻度变异，减速部分中度变异，频发变异减速，最低至 90bpm，减速之间间隔 30s ～ 1min。宫缩曲线未描记出宫缩。

病历简介：因胎心频发减速，查宫口开全，S+1cm，羊水未见，ROT，可及产瘤 3cm。考虑胎儿窘迫，持续性枕横位，急诊剖宫产终止妊娠。术中见羊水Ⅲ度污染，新生儿 Apgar 评分为 1min7 分，5min10 分，10min10 分，脐动脉血气分析 pH 7.08。随访至 4 岁，各项发育均正常。

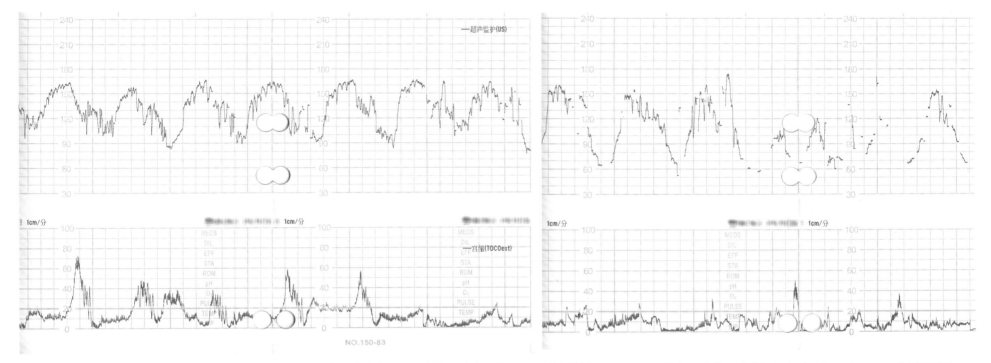

图 25-4　第二产程 CST：胎心基线升高至 160 ~ 170bpm，基线中度变异，频发变异减速，前 15min 减速最低至 85bpm，可恢复至基线，减速部分变异正常。后 15min 减速间隔更短，最低至 60bpm，减速后仅能恢复至 120bpm，基线降低，减速部分曲线平滑，变异缺失。

　　病历总结：此为产程中动态的胎心监护图形，自活跃期出现频发变异减速，第二产程出现短间隔反复减速。该病例分娩前 30min 是一个典型的频发变异减速向短间隔减速发展的过程，最后出现胎心减速部分变异缺失，基线下降，胎心无法恢复至原有基线水平，反映了胎儿缺氧失代偿的一个过程，造成新生儿低 pH、低 Apgar 评分的出现。

病例 26（短间隔反复性减速）

病历简介：33 岁，初产妇，孕期规律产检，无妊娠合并症及并发症，孕 38 周 6 天，因临产入院，行胎心监护。

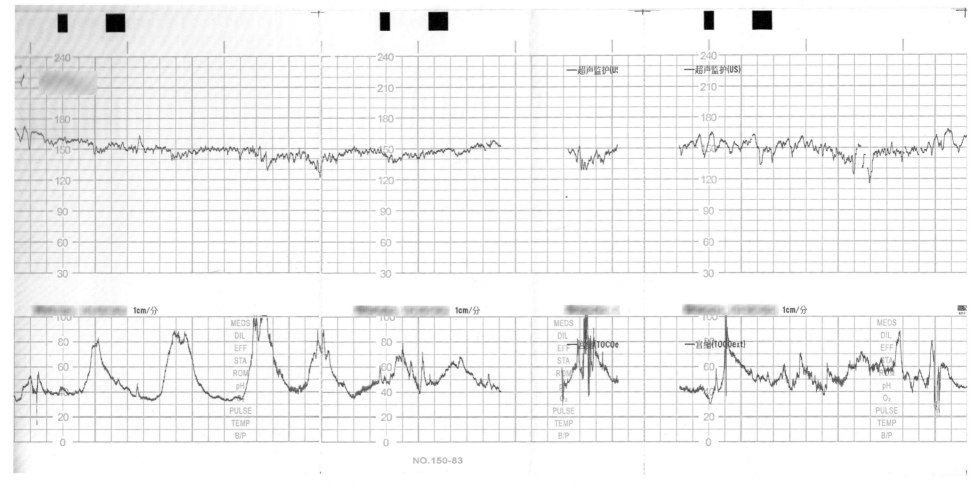

图 26-1 活跃期后的 CST：胎心基线 150bpm，中度变异，无胎心加速，宫缩曲线可见间隔 2.5 ~ 3min 的宫缩。CST 阴性。

病历简介：观察产程进展，此时宫口近开全，出现胎心减速，宫缩过频，停缩宫素。

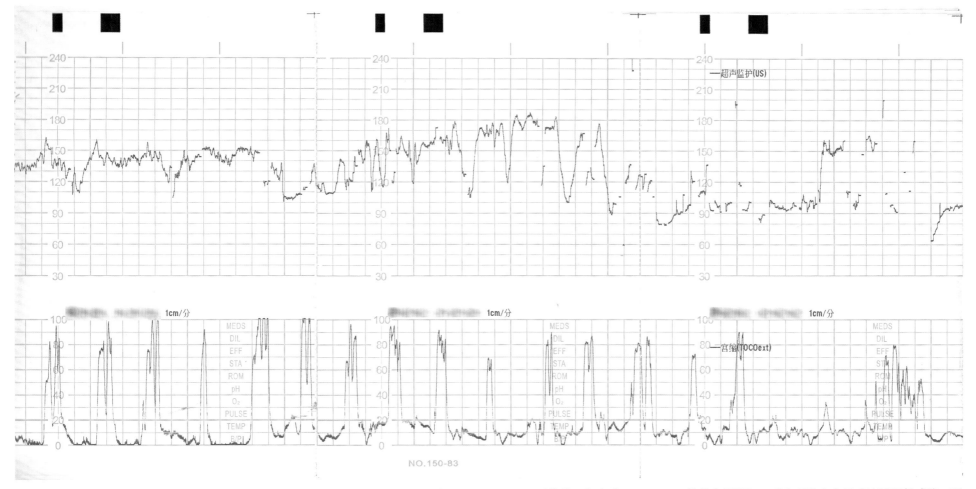

图 26-2　宫口近开全时 OCT：胎心基线初始为 140 ~ 150bpm，出现变异减速两次，低至 100bpm，后基线不断上升至 180bpm，基线变异增加，后出现胎心变异减速及延长减速，延长减速持续的时间为 6.5min，且减速部分细变异轻度。宫缩过频，间隔 1.5 ~ 2min。

病历简介：进入第二产程，停缩宫素后宫缩减弱，间隔 10min 仅出现一阵宫缩，胎心监护图形改善，遂逐渐加用缩宫素，并持续进行胎心监护。

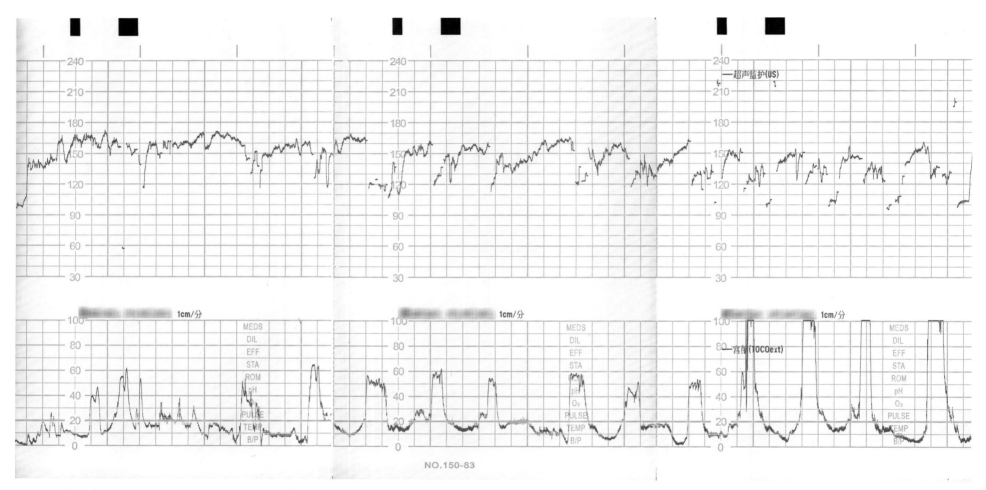

图 26-3　第二产程 OCT：胎心基线在延长减速结束后恢复至 160 ~ 150bpm，中度变异，胎心减速仍旧频发，但减速最低至 100bpm，减速持续时间为 30s 到 1min 并且能较快恢复至基线。宫缩间隔为 1.5 ~ 2.5min。

病历简介：第二产程持续胎心监护。

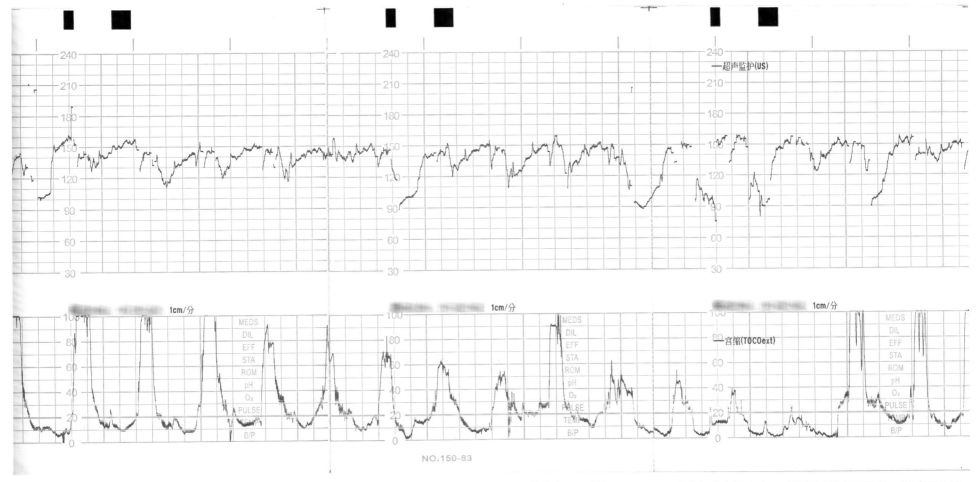

图 26-4 第二产程 OCT：胎心基线为 150bpm，中度变异，后 10min 胎心频发变异减速，减速幅度较前变深，最低至 90bpm，减速部分变异减少，减速后可恢复至基线，但减速之间恢复至基线的间隔逐渐缩短至 1min，甚至不足 1min。宫缩间隔为 2min。

病历简介：第二产程近 2h，持续胎心监护。新生儿侧切分娩，羊水清，Apgar 评分为 1min9 分，5min 及 10min 均为 10 分。脐带绕颈一周（紧），脐动脉血气分析 pH 7.03。

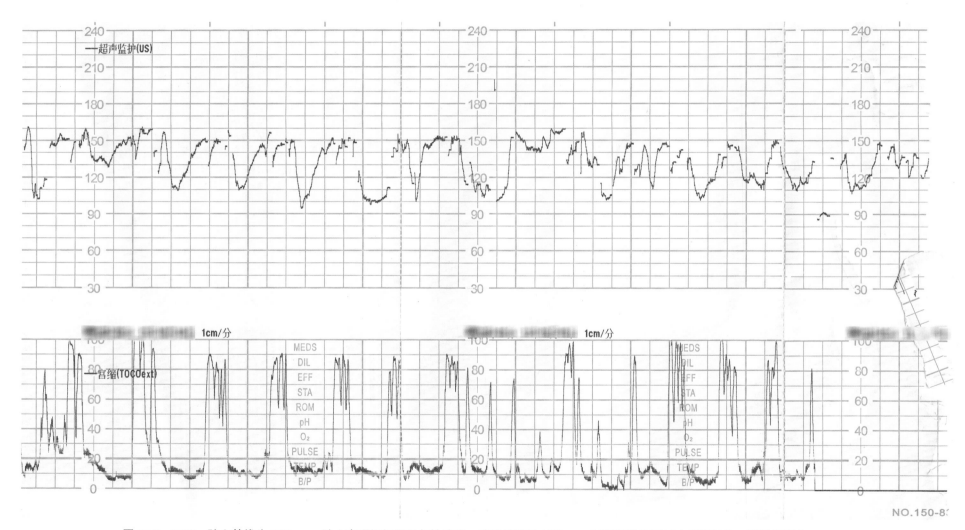

图 26-5　OCT：胎心基线为 150bpm，胎心出现短间隔反复性减速，减速最低至 100bpm，减速部分变异减少甚至缺失。宫缩间隔为 1.5min。

　　病历总结：该病例第二产程时间近两个小时，对胎儿是较大的考验，此阶段胎儿在频繁的宫缩应激下，不断进行体内酸碱平衡的自我调整。胎心监护图形也呈现一种动态变化。最后 30min 出现短间隔反复性减速，由于减速之间间隔短，胎儿恢复至基线的时间短，没有足够的时间调整酸碱平衡，胎儿极易出现酸中毒，该病例减速幅度不大，但出现了胎心减速部分变异的减少甚至缺失，是胎儿酸中毒的一个信号，因此，产时胎心监护图形中，我们不仅要关注减速的幅度，减速时的变异也是重要的观察指标。

产时胎心短间隔减速图形小结（病例 24-26）

　　短间隔反复性减速是我们提出的一种新的减速类型，既往减速的分类强调减速与宫缩的关系，按减速的幅度分类，但早期减速、变异减速常混合出现，并不能完全单一归类。短间隔反复性减速强调减速发生的频率，以及减速恢复至基线的时间间隔短这两个特点，其病理生理机制是每次胎心减速胎儿经受缺氧的应激，胎心恢复至基线胎儿进行酸碱平衡的自我调整，当减速频繁出现，胎心恢复至基线的持续时间过短（均小于 60s），缺氧的应激状态很难得到缓解，胎儿在宫内无充足时间进行酸碱平衡的自我调整，该状态持续的时间越长，将会逐渐倾向于发展为酸中毒。病例 24，短间隔反复性减速持续 17min，pH 7.16，病例 25 及 26，减速持续 30 ～ 40min，且最后伴有减速部分变异性的减少，pH 为 7.0 ～ 7.1。这给予临床医生对此类减速图形的认识，以及结合产程情况预计经阴道分娩的时间进行临床决策。

病例 27（减速面积大）

病历简介：35 岁，高龄初产妇，孕期规律产检，诊断为妊娠期糖尿病，饮食控制后血糖正常。现孕 40 周，因妊娠期糖尿病入院引产。因 Bishop 评 4 分，OCT 试验阴性后，给予米索前列醇促宫颈成熟，后临产，产程顺利。下为宫口开全后的胎心监护图。

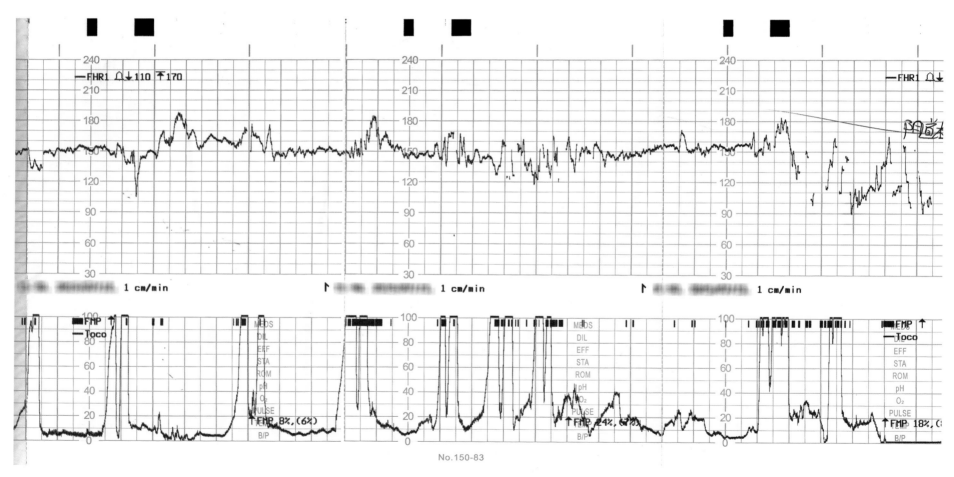

图 27-1　第二产程胎心监护：胎心基线为 150bpm，中度变异，可见胎心加速，最后 5min 出现胎心减速，最低至 90bpm，分别持续 1.5min。

病历简介：宫口开全 1h，因胎心反复出现变异减速行侧切分娩，羊水 I 度污染，新生儿生后无窒息，Apgar 评分均为 10 分，脐动脉血气分析 pH 7.08，BE −12.4mmol/L。

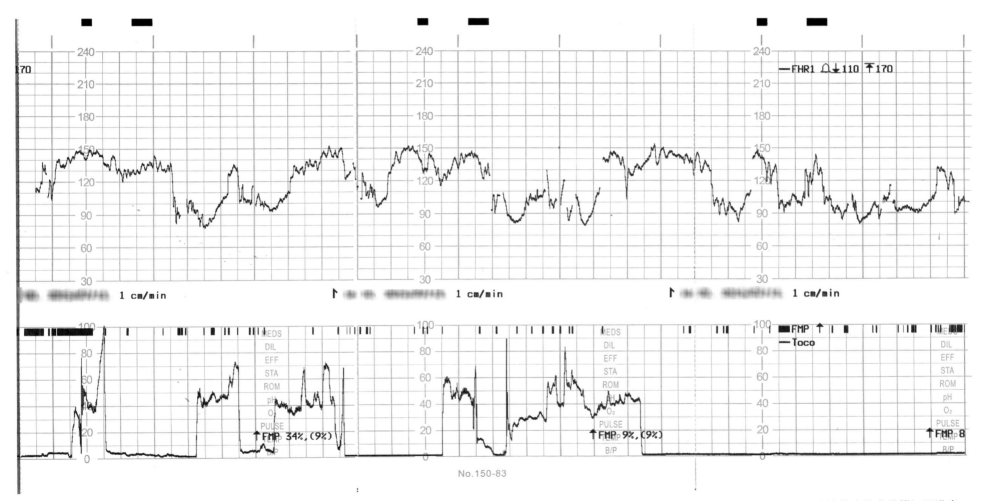

图 27-2　分娩前 OCT：胎心基线 150bpm，中度变异，可见频发胎心变异减速，最低至 80bpm，并可及两次延长减速，最低至 80bpm，分别持续 3min。分娩前宫缩曲线描记不满意。

病历总结：该病例进入第二产程后共经历 1.5h，胎心异常出现在最后 30min，出现频繁的变异减速及延长减速，虽然每次胎心均可恢复至基线水平，但单位时间的减速区面积增大明显，而且两次减速之间恢复至胎心基线后持续时间很短，表明胎儿不仅缺血缺氧时间长、程度重，而且每两次缺血缺氧之间没有足够时间得到彻底恢复，最终导致胎儿在宫内酸碱失衡逐渐进展，分娩时发生酸中毒。

病例 28（减速面积大）

病历简介：33 岁，初产妇，孕期规律产检，孕 21 周 B 超曾提示胎盘胎儿面不均质回声 3.4cm×1.5cm。现孕 41 周，B 超提示 AFI 7.4cm，羊水过少可能。行缩宫素引产。引产过程中出现胎心减速 3 次，予人工破膜了解羊水性状，羊水清，后自然临产。

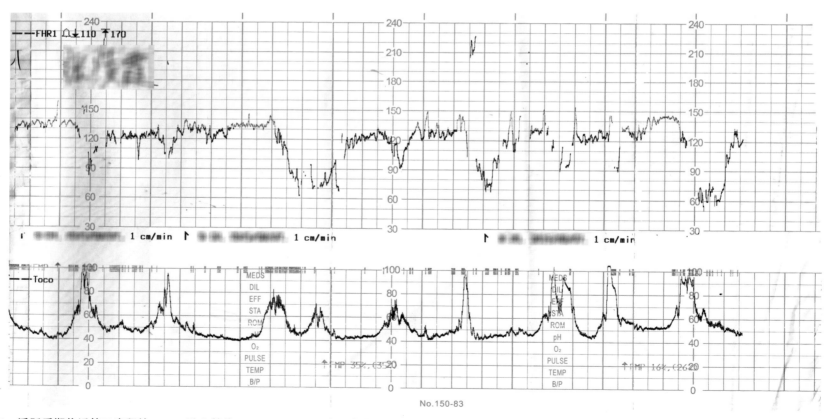

图 28-1　活跃后期临近第二产程的 CST：胎心基线 120 ~ 130bpm，变异中度，可见变异减速，最低至 60bpm，持续 1.5 ~ 2min。宫缩曲线可及间隔为 2 ~ 4min 的宫缩。

病历简介：下为进入第二产程胎心监护图，出现胎心变异减速，减速个数不多，但面积较大，在严密监测胎心下继续观察产程进展。至分娩前再次出现延长减速，减速面积大，迅速行会阴侧切分娩胎儿，新生儿 Apgar 评分均为 10 分，脐带绕颈一周，血气分析 pH 7.06。

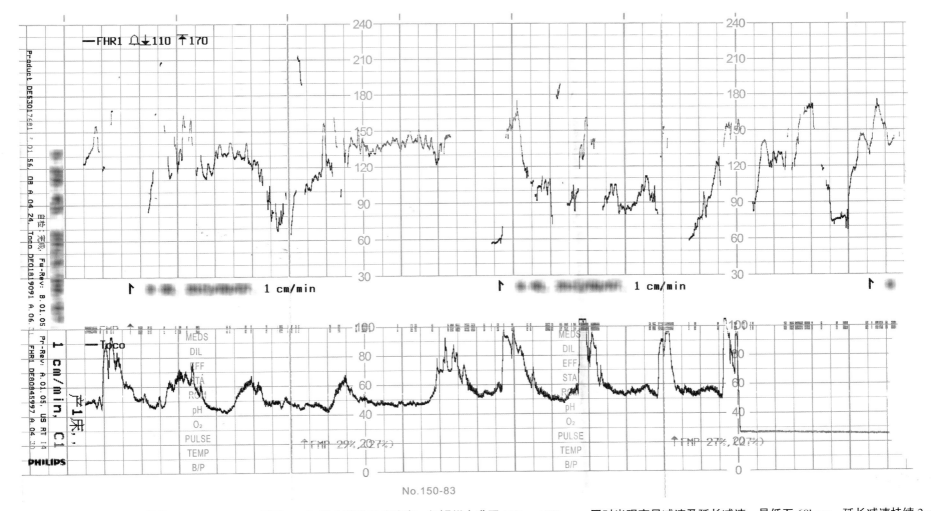

图 28-2 分娩前 CST：胎心基线 130 ~ 140bpm，最后 10min 胎心基线无法确定，但疑似上升至 160 ~ 170bpm，同时出现变异减速及延长减速，最低至 60bpm，延长减速持续 2min 恢复至 150bpm，瞬间再次减速，持续 3.5min 后恢复。

病历总结：该病例展示了分娩前 1h 的胎心监护图形，进入第二产程后，出现 3 次面积较大的变异减速，最后 20min 胎心基线的上扬提示胎儿缺氧初期的代偿状态，后出现两次延长减速，单位时间减速面积愈加增大，虽然分娩前出现大面积减速的时间并不长，但依然出现了酸中毒状态。可见减速面积在预测酸中毒时有一定的价值。

病例 29（产程中胎心动态变化）

病历简介：28 岁，初产妇，孕期规律产检，无妊娠合并症及并发症，现孕 41 周，入院引产。宫颈评分为 5 分，予米索前列醇促宫颈成熟，后临产。

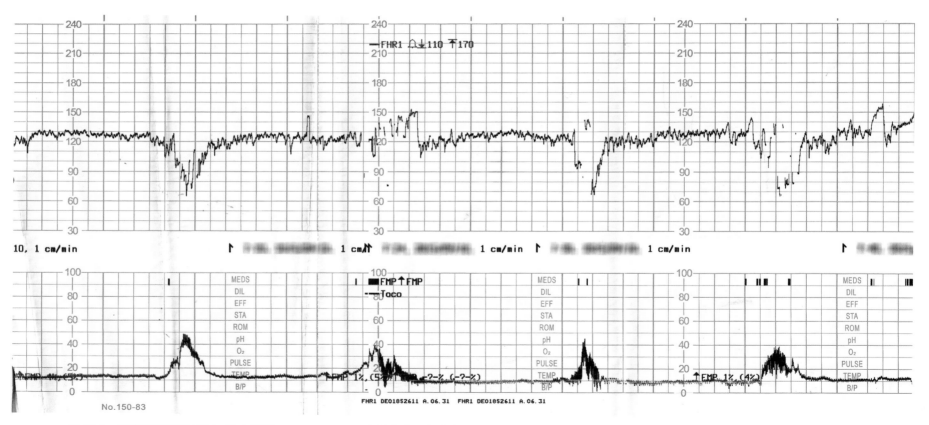

图 29-1　临产后潜伏期 CST：胎心基线 120 ～ 130bpm，变异中度，每次宫缩时出现胎心减速，最低至 70bpm，持续 1min 后恢复，宫缩间隔为 6min。

病历简介：潜伏期即出现宫缩时胎心减速，最低至 70bpm，但由于宫缩间隔时间较长，为 6min，虽然减速幅度较低，但认为产程中这种胎心监护可以继续观察期待产程进展，但要密切监测胎心。下为宫口开全后的胎心监护图。

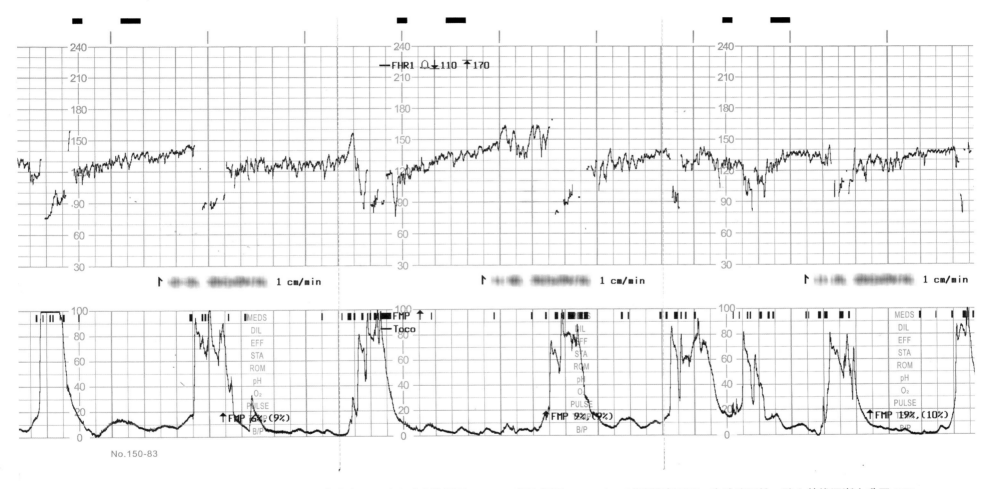

No.150-83

图 29-2　第二产程 CST：胎心基线 120 ～ 130bpm，中度变异，胎心减速最低至 80bpm，宫缩间隔 3 ～ 5min。减速结束至下一次减速开始，胎心基线逐渐上升至 150bpm。

病历简介：宫口开全后，宫缩强度及频率都较前有增强，胎心基线较临产初期并无太大变化，部分减速前出现胎心基线的轻度升高，胎心监护图形并无进一步恶化。分娩前出现胎心延长减速，行会阴侧切分娩，新生儿脐动脉血气分析 pH 为 7.25，Apgar 评分均为 10 分，无窒息。

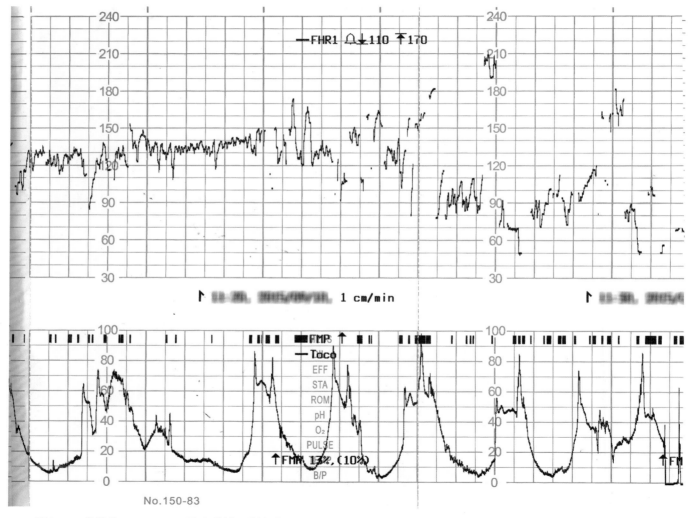

图 29-3　分娩前 17minCST：胎心基线逐渐上升至 140bpm，中度变异，可见延长减速，持续 5min。宫缩间隔约 2min。

病历总结：此病例可见产程中关于临产早期的胎心减速的处理，需要密切观察其出现的频率、持续的时间，以及胎心监护图形的动态变化。该患者临产早期出现胎心减速后，因宫缩间隔较长，胎儿自行调整酸碱平衡的时间充分，且产程中密切监测，最终获得了良好的结局，避免了剖宫产。国外学者通过胎羊脐带阻断试验印证了脐带阻断的频率与胎羊脐血 pH 的关系，以模拟胎心减速的频率对脐血血气的影响。动物试验发现当以 1 : 5 的频率阻断脐带（每5min 阻断 1min），持续 4h，胎羊并没有发生酸中毒。该患者从临产早期出现胎心减速，但宫缩间隔最初为 6min，持续至宫口开全胎儿分娩，共 4h，胎心监护图形无进一步恶化，新生儿分娩时也无酸中毒及窒息。

病例 30（产程中胎心动态变化）

病历简介：29 岁，初产妇，孕期规律产检，无妊娠合并症及并发症，现孕 41 周入院引产，缩宫素引产后临产。

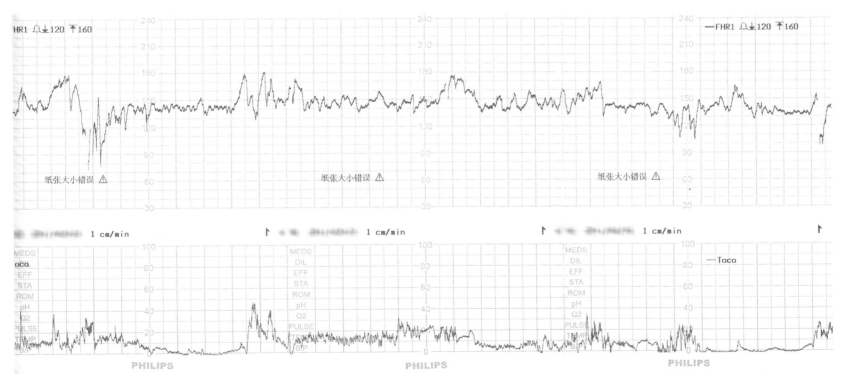

图 30-1　活跃期初期的 CST：胎心基线 140 ～ 150bpm，中度变异，可见胎心加速，偶有胎心减速至 100bpm，幅度小，迅速恢复。宫缩描记不满意，间隔 3 ～ 6min。

病历简介：宫口开 4cm，持续 2h 无进展，予人工破膜，破膜后宫缩间隔 5 ~ 6min，予缩宫素点滴催产，下为宫口近开全时的胎心监护图。

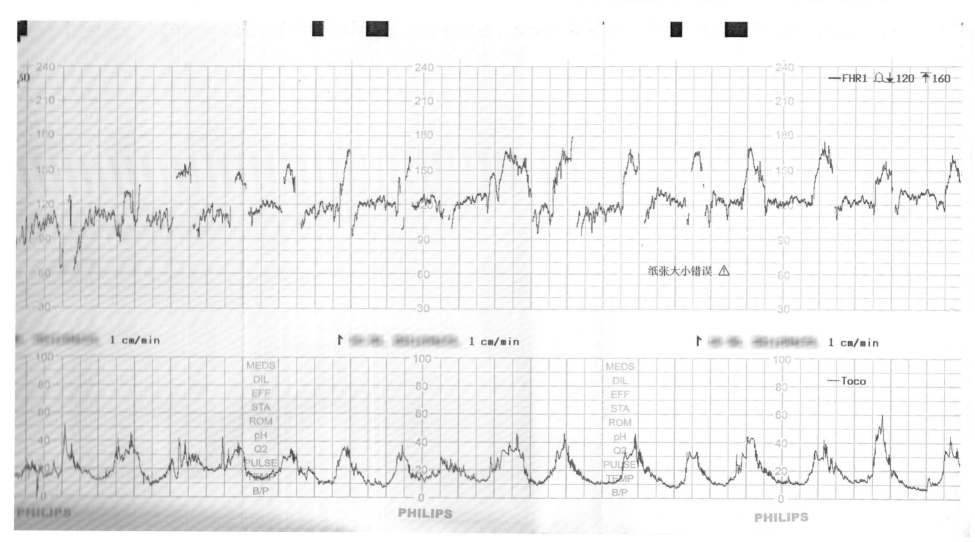

图 30-2　宫口近开全后 OCT：胎心基线似乎在 120bpm，中度变异，宫缩过频，间隔 1.5 ~ 2min。对应宫缩时胎心加速至 170bpm，规律出现。

病历简介：产程进展尚顺利，下为宫口开全后持续进行的胎心监护图。

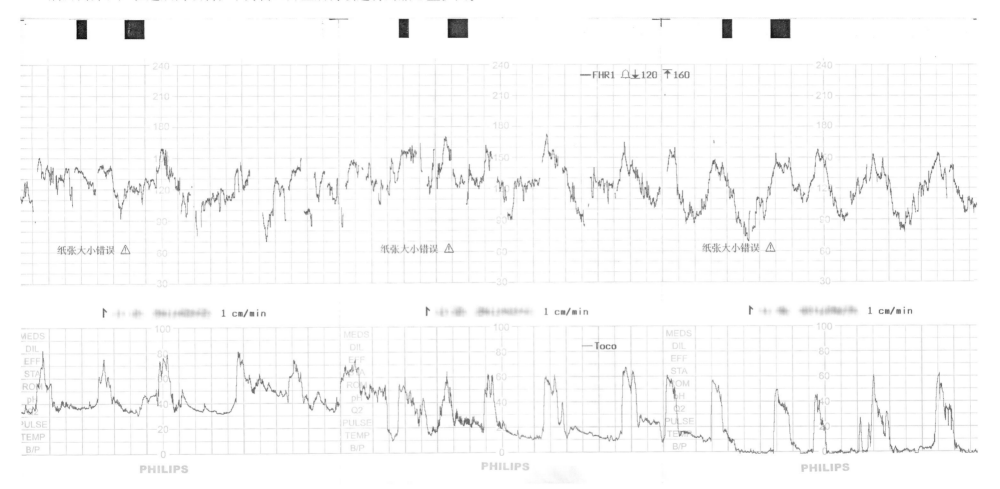

图 30-3 第二产程 OCT：胎心基线难以确定，沿用此前的基线为 120bpm，中度变异，出现胎心加速的同时，宫缩之后出现胎心减速，最低至 70bpm，仍为 1.5～2min 的过频宫缩。

病历简介：已进入第二产程，减速幅度尚未进一步加深，继续观察产程进展。新生儿最终自然分娩，Apgar 评分均为 10 分，脐带胎盘未见明显异常。脐血血气分析 pH 7.3，BE −3.2mmol/L。

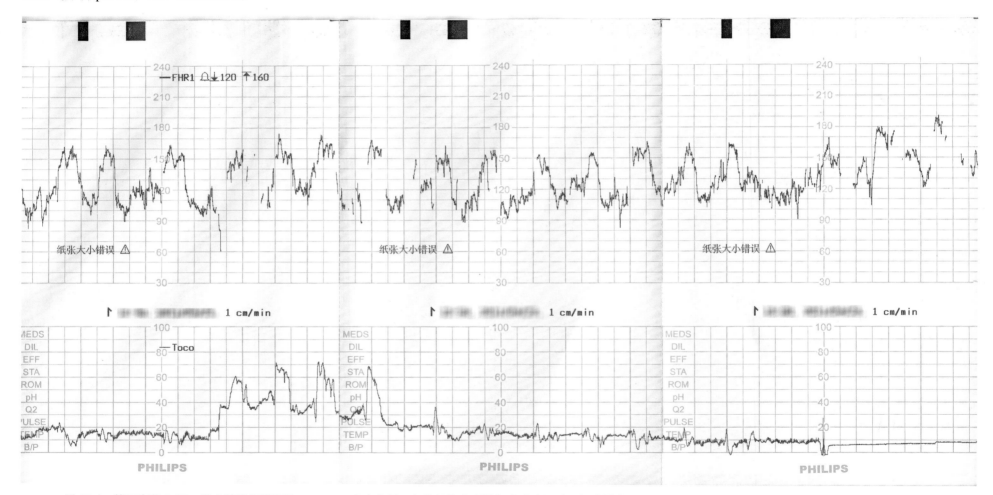

图 30-4　第二产程 OCT：胎心基线仍确定为 120bpm，中度变异，仍为规律出现的加速减速图形，加速最高至 160bpm，减速最低至 90bpm，宫缩曲线大部分未描记。

病历总结：该患者产程中的图形非常特殊，较难定性，因胎心基线难以确定，产程中因宫缩过频，减速频发，通常认为有 2min 左右胎心稳定波动的范围即考虑为基线，故该患者产程后期的基线考虑为 120bpm。分娩前持续近 50min 规律出现反复的加速后减速的图形，此种图形很少见。说明胎心基线的确定非常重要，即使恢复基线的时间极短，也要首先明确基线范围，才能指导后续图形的解读。

产时未分类图形小结（病例 27-30）

本书总结了未能分类的 4 例产时图形，病例 27-28 均强调了分娩前单位时间减速面积过大，反映了缺氧的累积最终导致 pH 的下降。病例 29 是产时胎心监护的一个动态变化，在产程早期即出现胎心减速，这类患者的临床处理也是颇有差异的，根据研究文献中胎羊脐带阻断试验，我们认识到胎心减速的频率、减速时间与恢复时间对脐动脉血气 pH 的影响，结合产程，密切监测，最终患者安全经阴道分娩，带给我们对胎心减速新的认识。病例 30 则强调了产时胎心基线确定的重要性，此类图形规律地出现加速减速的机制是不明确的，产程中即使胎心恢复至基线的时间很短，也需要尽可能明确基线水平，以指导后续对图形的解读。

附：英文缩写表

NST	Non Stress Test	无应激试验
OCT	Oxytocin Challenge Test	缩宫素激惹试验
AFI	Amniotic Fluid Index	羊水指数
NICU	Neonatal Intensive Care Unit	新生儿重症监护病房
bpm	beats per minute	次 / 分
CST	Contraction Stress Test	宫缩应激试验
BE	Base Excess	碱剩余
NICHD	National institute of child and human development	美国儿童健康与人类发育研究所
FGR	Fetal growth restriction	胎儿生长受限
AC	Abdomen Circumference	腹围
TTTS	Twin-twin transfusion syndrome	双胎输血综合征
sIUGR	selective Intrauterine Growth Restriction	选择性胎儿宫内生长受限
OGTT	Oral glucose tolerance test	口服糖耐量试验
GDM	Gestational Diabetes Mellitus	妊娠期糖尿病

附：参考文献（中英文献分别按作者姓氏拼音排序）

1．陈练，王妍，赵扬玉．产时胎心"短间隔反复性减速"与新生儿酸中毒的相关性．中华围产医学杂志，2015，18（9）：656-660．

2．陈练，李淑芳，王妍，赵扬玉．产时电子胎心监护减速区面积在新生儿酸中毒预测中的价值．实用妇产科杂志，2016（32）9：43-46．

3．廖华，龙小玲．胎儿心律失常类型及处理．实用妇产科杂志，2010，26（2）：100-103．

4．邱添，滕银成．胎儿心律失常的诊断与治疗．中国实用妇科及产科杂志，2011，27（4）：273-275．

5．颜瓅，余艳红．不同类型胎儿心律失常围产期处理与结局．南方医科大学学报，2011，31（6）：987-990．

6．中华医学会围产医学分会．电子胎心监护应用专家共识．中华围产医学杂志，2015，18（7）：486-490．

7．Aina-Mumuney AJ，Althaus JE，Henderson JL et al．Intrapartum electronic fetal monitoring and the identification of systemic fetal inflammation．J Reprod Med 2007；52：762-768．

8．Lopriore E，Aziz MI，Nagel HT，et al．Long-term neurodevelopmental outcome after m-fetal arrhythmia[J]．Am J Obstet Gynecol，2009，201（1）：46-5．

9．Lisowski LA，Verheijen PM，Benatar AA，et al．Atrial flutter in the perinatal age group：diagnosis，management and outcome[J]．J Am Coll Cardiol，2000，35（3）：771-7．

10．Practice bulletin no．116：Management of intrapartum fetal heart rate tracings．Obstet Gynecol．2010 Nov；116（5）：1232-40．

11．Salafia CM，Ghidini A，Sherer DM etal．Abnormalities of the fetal heart rate inpreterm deliveries are associated with acute intra-amniotic infection．J Soc Gynecol Investig 1998；5：188-191．

12．Sameshima H，Ikenoue T，Ikeda T etal．Association of nonreassuringfetal heart rate patterns and subsequent cerebral palsy in pregnancies with intrauterine bacterial infection．Am J Perinatol 2005；22：181-187．

13．Ugwumadu A．Understanding cardiotocographic patterns associated with intrapartum fetal hypoxia and neurologic injury．Best Pract Res Clin Obstet Gynaecol．2013 Aug；27（4）：509-36．

14．Westgate JA．The intrapartum deceleration in center stage：a physiologic approach to the interpretation of fetal heart rate changes in labor．Am J Obstet Gynecol．2007 Sep；197（3）：236．e1-11．